Bettina Leidl

HEALTHY FOOD
HAPPY ME

Bettina Leidl @belanda.feelgood

HEALTHY FOOD HAPPY ME

ANTIENTZÜNDLICHE ERNÄHRUNG FÜR FRAUEN

50 Rezepte für einen gesunden Zyklus, Hormonbalance und mehr Energie

riva

INHALT

KAPITEL 3

DEIN GUIDE ZUR ERNÄHRUNGSUMSTELLUNG

KAPITEL 4

REZEPTE

KAPITEL 5

VORWORT

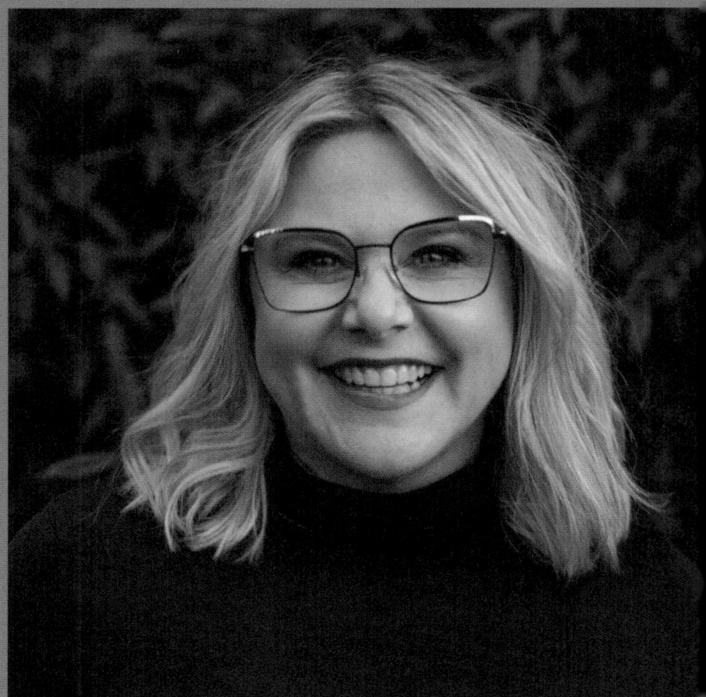

Mit jedem Lebensjahr verändert sich der Körper, vor allem der einer Frau. Was uns früher scheinbar mühelos durch den Alltag getragen hat, fühlt sich irgendwann schwerer an: Wir haben weniger Energie, öfter Heißhunger, unser Schlaf wird unruhiger, wir bekommen Zyklusprobleme oder später dann Beschwerden in den Wechseljahren. Viele Frauen spüren: »So wie bisher geht's nicht weiter.« Doch was braucht der Körper wirklich, um wieder in Balance zu kommen? Welche Lebensmittel unterstützen unsere Gesundheit und die Hormone? Und wie kann man all das mit Familie, Beruf und wenig Zeit vereinbaren?

Genau hier setzt dieses Kochbuch an. Ich habe jedes einzelne Rezept so entwickelt, dass es dich im Alltag unterstützt, mit natürlichen Zutaten, pflanzlicher Vielfalt, ausgewogener Makronährstoffverteilung und entzündungshemmenden Zutaten. Du bekommst alltagstaugliche Rezepte, praktische Tipps, fundiertes Wissen und vor allem: einen liebevollen Leitfaden, wie du dich Schritt für Schritt gesünder ernähren kannst, ohne Diätstress und ohne starren Plan.

Der Fokus liegt auf einer hormonfreundlichen, antientzündlichen Ernährung mit mediterranem Einfluss. Warum? Weil diese Form der Ernährung nicht nur das Wohlbefinden fördert, sondern auch den Darm stärkt, Entzündungsprozesse reguliert und eine gesunde Basis für Zyklus, Schilddrüse, Energieversorgung und langfristige Gesundheit schafft.

Ich wünsche dir viel Spaß beim Ausprobieren der Rezepte. Sei mutig und teste neue Gemüsesorten, Gewürze und vor allem: Bring bunte Abwechslung auf deinen Teller.

Herzlichst
Bettina

Dipl. Ing. Chemie und zertifizierte Hormonberaterin

Instagram: @belanda.feelgood (www.antientzuendlich.de)

WARUM DIESES KOCHBUCH ANDERS IST

Ich schreibe nicht aus der Theorie, sondern aus eigener Erfahrung. Als Lipödem-Betroffene mit hormonellen Beschwerden. Als Mutter mit wenig Zeit. Und als eine Frau, die selbst lange nach Antworten gesucht hat, auf Migräne, Arthrose und das Gefühl, dass der eigene Körper ständig gegen einen arbeitet.

In diesem Kochbuch findest du keine starren Regeln, sondern 50 Rezepte, die du wirklich im Alltag kochen kannst. Mit Zutaten, die der ganzen Familie schmecken und die du in jedem Supermarkt bekommst.

Dazu teile ich das Wissen, das ich mir über mein naturwissenschaftliches Studium aufgebaut und durch meine Ausbildung zur zertifizierten Hormonberaterin vertieft habe. Wissenschaftlich fundiert, aber verständlich. Ohne komplizierte Fachbegriffe, dafür mit ganz viel Praxisbezug.

Und ich weiß, dass diese Rezepte wirklich etwas verändern können. Weil ich jeden Tag Nachrichten auf Instagram von Frauen bekomme, die es erleben:

- weniger Heißhunger
- stabilerer Zyklus
- bessere Haut
- weniger Beschwerden
- mehr Energie

Dieses Buch ist nicht nur für deine Küche geschrieben. Es ist für deinen Körper gemacht. Und es ist das erste Kochbuch, das auch deine Hormone versteht.

KAPITEL 1

DEN KÖRPER DURCH ERNÄHRUNG STÄRKEN

Wir Frauen lernen früh, beim Essen auf Kalorien, Fett oder Zucker zu achten. Aber kaum jemand erklärt uns, dass Essen mehr ist als die Kalorien auf der Nährwertangabe. Auf unseren Körper hat die Ernährung einen großen Einfluss. Denn jede Mahlzeit ist mehr als reiner Brennstoff, der uns Energie liefert. Sie beeinflusst unsere Stimmung, unseren Schlaf und ganz besonders unsere weiblichen Hormone. Was wir essen, entscheidet darüber, ob der Blutzucker stabil bleibt, wie der Zyklus verläuft, ob Heißhunger aufkommt oder ob wir uns erschöpft fühlen. Und auch mit darüber, ob wir langfristig gesund bleiben oder Krankheiten entwickeln.

Das klingt vielleicht komplex, ist allerdings auch eine große Chance. Denn wir essen ohnehin jeden Tag. Warum also nicht so, dass es auch unsere Gesundheit unterstützt?

Studien zeigen, schon kleine Veränderungen wirken messbar: Wer von Weißmehl auf Vollkornmehl umstellt, gewinnt im Schnitt zwei gesunde Lebensjahre. Wer regelmäßig Hülsenfrüchte isst, kann damit über zwei Jahre an gesunder Lebenszeit gewinnen. Und allein der reduzierte Konsum von rotem Fleisch bringt im Schnitt 1,6 bis 1,9 Jahre mehr. Wenn du früh beginnst, deine Ernährung umzustellen, zum Beispiel mit Anfang 20, kannst du im Schnitt über zehn zusätzliche gesunde Lebensjahre gewinnen. Aber auch später noch lohnt sich jede Umstellung. Denn selbst mit 80 Jahren kannst du durch eine bewusste Ernährung noch bis zu drei Jahre an Lebenszeit dazugewinnen.

In diesem Kochbuch findest du eine Vielzahl von Rezepten, mit denen du dies alltagstauglich umsetzen kannst. Dafür musst du keine perfekte Köchin sein, sondern einfach nur Lust haben, dich richtig gut zu ernähren.

WAS IST ANTIENTZÜNDLICHE ERNÄHRUNG UND WARUM HILFT SIE BESONDERS FRAUEN?

Stell dir vor, du hast eine Hautwunde, die heilen soll, aber du kratzt immer wieder daran. Genau so wirkt es im Inneren, wenn du regelmäßig Lebensmittel isst, die Entzündungen fördern: zu viel Zucker, Weißmehl, schlechte Fette oder stark Verarbeitetes. Antientzündlich zu essen heißt, genau das zu vermeiden und stattdessen Lebensmittel zu wählen, die wie ein beruhigender Verband wirken: nährstoffreich, unverarbeitet, mit hoher Dichte an Vitaminen, Mineralstoffen und sekundären Pflanzenstoffen.

Sogenannte »stille Entzündungen« entstehen nicht über Nacht. Sie entwickeln sich schleichend – durch Dauerstress, zu wenig Schlaf und eine Ernährung, die den Körper immer wieder reizt. Die Folge: eine dauerhafte Abwehrhaltung, die besonders bei Frauen das empfindliche Hormonsystem aus dem Gleichgewicht bringt. Auf Dauer können daraus nicht nur Beschwerden wie Zyklusprobleme, Hautunreinheiten oder Erschöpfung entstehen, sondern auch das Risiko für Erkrankungen wie Insulinresistenz, polyzystisches Ovarialsyndrom (PCOS), Hashimoto und andere Erkrankungen kann steigen. All das sind Zustände, bei denen entzündliche Prozesse eine Rolle spielen können.

Antientzündlich zu essen heißt also nicht, zu verzichten, sondern bewusster zu wählen.

WUSSTEST DU SCHON?

Stille Entzündungen gelten heute als möglicher Risikofaktor für viele chronische Beschwerden. Studien zeigen: Sie können den Stoffwechsel belasten, das Immunsystem überreizen und hormonelle Ungleichgewichte begünstigen. Besonders bei Frauen häufen sich Symptome wie PMS, Hautprobleme, Müdigkeit oder Zyklusstörungen in Verbindung mit entzündlichen Prozessen im Körper.

Gut zu wissen: Schon kleine Veränderungen wie ein eiweißreiches Frühstück, weniger Zucker oder ein Löffel Kimchi am Tag können langfristig viel bewegen.

DER ANTIENTZÜNDLICHE WOHLFÜHLTELLER

Denk jede Mahlzeit als Kombination aus fünf Bausteinen:

- Gemüse und Obst
- Eiweiß (Proteine)
- komplexe Kohlenhydrate
- gesunde Fette
- Fermente, Kräuter und Gewürze

Diese versorgen dich mit allem, was dein Körper braucht, um Energie zu gewinnen, Entzündungen zu regulieren und deine Hormone im Gleichgewicht zu halten. Du musst dafür keine Kalorien zählen und keine komplizierten Pläne befolgen. Du brauchst nur einen Teller und die richtige Zusammensetzung darauf. Wenn du dich grob an diesem Prinzip orientierst, wirst du schnell merken: Du bist länger satt, hast folglich weniger Heißhunger, deine Verdauung verbessert sich und dein Körper kommt spürbar in Balance. So einfach funktioniert eine antientzündliche und hormonfreundliche Ernährung.

BAUSTEIN	WARUM IST DAS WICHTIG	BEISPIELE
½ Teller Gemüse oder Obst	liefert Ballaststoffe, Antioxidantien und sekundäre Pflanzenstoffe; unterstützt Verdauung und Entzündungsregulation	Brokkoli, Süßkartoffeln, Beeren, zuckerarme Obstsorten, grünes Blattgemüse
¼ Teller Eiweiß	stabilisiert den Blutzucker, unterstützt Muskeln, Hormone und Sättigung	Tofu, Tempeh, Hülsenfrüchte, (pflanzlicher) Joghurt
¼ Teller komplexe Kohlenhydrate	gibt gleichmäßige Energie und unterstützt die Hormonproduktion	Hirse, Quinoa, Linsen, Buchweizen
1–2 EL gesunde Fette	wichtig für Zellaufbau, Entzündungshemmung und Hormonbildung	Olivenöl, Nüsse, Avocado
Extra: Fermente, Kräuter und Gewürze	Unterstützen Darm, Immunsystem und wirken entzündungshemmend	Sauerkraut, Kimchi, Zimt, Kurkuma, Petersilie

7 ENTZÜNDUNGSHEM-MENDE LEBENSMITTEL, DIE FRAUEN GUTTUN

Diese Zutaten solltest du immer im Haus haben. Sie sind deine stillen Helfer für weniger Beschwerden und mehr Energie.

LEBENSMITTEL	WIRKUNG IM KÖRPER	TIPP FÜR DEN ALLTAG
(wilde) Blaubeeren	Antioxidantien gegen stille Entzündungen, Hautprobleme und PMS	tiefgekühlt auf Vorrat, ins Müsli oder Joghurt geben
Knoblauch und Zwiebel	Schwefelverbindungen fördern Entgiftung und Darmflora	als Basis in fast jedem Gericht – roh oder gegart
Kurkuma und Ingwer	Curcumin und Gingerol haben entzündungshemmende Eigenschaften	in die Goldene Milch, in Suppen oder Shots
Grünkohl und Brokkoli	reich an Sulforaphan – schützt Zellen und hilft bei hormoneller Entlastung	gedünstet oder im Ofen geröstet, auch als Smoothie
Linsen und Kichererbsen	Protein + Ballaststoffe für stabile Blutzuckerwerte und Sättigung	für Currys, Bowls oder Aufstriche
Leinsamen und Chiasamen	Omega-3 + Ballaststoffe für Zyklus, Verdauung und Entzündungshemmung	täglich ins Frühstück (ca. 1–2 EL) oder als Chia- und Leinsamenpudding
Fermentiertes wie Sauerkraut oder Kimchi	fördert die Darmflora – Basis für hormonelle Balance	1 EL täglich als Beilage oder Topping reicht schon

KAPITEL 2

HORMON-BALANCE DURCH ERNÄHRUNG

Hormone wirken oft im Verborgenen, aber wenn sie aus dem Gleichgewicht geraten, spüren wir das sofort. Ob Zyklusstörungen, Müdigkeit, Hautprobleme, Heißhunger, Schlafstörungen oder Stimmungsschwankungen: Die Wurzel vieler dieser Symptome liegt im aus der Balance geratenen Hormonsystem.

HORMONE – DIE LEISEN DIRIGENTINNEN UNSERES KÖRPERS

Wusstest du, dass selbst Blutdruck, Herzschlag und Verdauung von Hormonen gesteuert werden? Diese winzigen Botenstoffe wirken in nahezu jedem System unseres Körpers. Sie bestimmen, wie wach wir uns fühlen, wie stabil unser Energielevel bleibt und wie ausgeglichen unser Zyklus verläuft. Gerät dieses fein abgestimmte Zusammenspiel aus der Balance, spüren wir das schnell durch Müdigkeit, Stimmungsschwankungen, Heißhunger oder Zyklusbeschwerden.

Ernährung kann hier einen entscheidenden Unterschied machen. Sie liefert die Bausteine, aus denen Hormone entstehen, und beeinflusst, wie gut unser Körper sie bildet, abbaut und im Gleichgewicht hält. Nährstoffe wie Eiweiß, gesunde Fette, Vitamine und Mineralstoffe sind die Grundlage, damit der Hormonhaushalt stabil bleibt. Gleichzeitig unterstützen ballaststoffreiche, natürliche Lebensmittel die Ausscheidung verbrauchter Hormone und wirken regulierend auf den gesamten Stoffwechsel.

Mit jeder Mahlzeit können wir also selbst etwas dazu beitragen, dass unser Hormonsystem in Balance bleibt.

Die folgenden vier Hormone sind besonders wichtig für deine Balance:

ÖSTROGEN UND PROGESTERON – DAS ZYKLISCHE GLEICHGEWICHT

Östrogen und Progesteron sind die beiden Hauptakteure des weiblichen Zyklus. Sie beeinflussen nicht nur den Eisprung oder die Menstruation, sondern auch Energielevel, Hautbild, Stimmung, Hungergefühl oder Belastbarkeit im Alltag. Viele Frauen mit Beschwerden weisen ein Ungleichgewicht zwischen diesen beiden Hormonen auf. Meist haben sie im Verhältnis zu viel Östrogen und zu wenig Progesteron.

Die Folge: PMS, Zyklusunregelmäßigkeiten, Wassereinlagerungen, Reizbarkeit oder ein Gefühl innerer Unruhe. Mit einer antientzündlichen

Ernährung können wir die Zyklusphasen sanft begleiten. Ab Seite 149 findest du eine Übersicht, welche Rezepte sich für die entsprechende Zyklusphase eignen.

WUSSTEST DU SCHON?

In der ersten Zyklushälfte (Follikelphase) steigt das Östrogen an. Jetzt vertragen wir leichteres, frisches Essen gut: viel Gemüse, Bitterstoffe (z.B. Rucola, Radicchio), fermentierte Lebensmittel, frische Kräuter.

In der zweiten Zyklushälfte (Lutealphase) braucht der Körper mehr Energie, mehr Magnesium und oft auch mehr Wärme. Jetzt helfen sättigende Mahlzeiten mit komplexen Kohlenhydraten (z.B. Hirse, Süßkartoffeln), hochwertigen Fetten (Avocado, Walnüsse) und beruhigenden Gewürzen wie Zimt oder Kreuzkümmel.

INSULIN UND BLUTZUCKER – ENERGIE STATT ACHTERBAHN

Insulin ist das Hormon, das den Blutzucker reguliert, aber es hat weit mehr Einfluss, als viele denken. Wenn der Blutzucker ständig Achterbahn fährt, weil wir zum Beispiel das Frühstück auslassen, zwischendurch ständig naschen, zuckerreiche Snacks ohne Eiweiß oder Ballaststoffe essen oder nachmittags nur schnell einen Kaffee mit einem Stück Kuchen vernaschen, muss der Körper immer wieder Insulin ausschütten. Das kann auf Dauer zu Heißhungerattacken, Energieeinbrüchen, Entzündungsprozessen und hormonellen Dysbalancen führen.

Besonders bei Beschwerden wie PMS, PCOS, Lipödem, Endometriose, Schilddrüsenproblemen, hormonell bedingter Gewichtszunahme, starker Erschöpfung oder auch bei unerfülltem Kinderwunsch spielt der Blutzucker eine zentrale Rolle. Insulin beeinflusst die Funktion der Eierstöcke, die Cortisol-Ausschüttung bei Stress, die Schilddrüsenaktivität und sogar die Bildung von Entzündungsbotenstoffen.

Das kannst du im Alltag tun:

- Starte den Tag mit einem eiweiß- und ballaststoffreichen Frühstück.
- Kombiniere jede Mahlzeit mit Eiweiß, gesunden Fetten und Ballaststoffen.
- Meide zuckerreiche Snacks und Weißmehlprodukte.
- Iss regelmäßig und bewusst.
- Gönn deinem Körper Pausen und vermeide Dauernaschen zwischendurch.

CORTISOL UND STRESS – WENN DEIN KÖRPER AUF ALARM STEHT

Cortisol ist dein körpereigenes Stresshormon. Kurzzeitig hilft es, Energie zu mobilisieren, doch dauerhaft erhöht wirkt es wie ein Brandbeschleuniger: Es fördert Entzündungen, stört deinen Schlaf, steigert den Heißhunger und bringt deine Hormonbalance aus dem Takt. Besonders Östrogen, Progesteron und Schilddrüsenhormone reagieren sensibel auf chronischen Stress. Auch wenn du Stress nicht sofort abschalten kannst, du kannst deinem Körper helfen, besser damit umzugehen.

Was hilft bei Stress? Diese Lebensmittel unterstützen dich besonders in fordernden Phasen:

- Haferflocken und Hirse – liefern Magnesium und B-Vitamine für starke Nerven
- Linsen, Bohnen, Tofu – sorgen für stabilen Blutzucker und lang anhaltende Sättigung
- Kräutertees (z. B. Melisse, Lavendel) – wirken entspannend
- Zimt, Kreuzkümmel und Kurkuma – unterstützen sanft die Cortisolregulation

SCHILDDRÜSE UND NÄHRSTOFFE – DEIN STOFFWECHSEL IM FEINTAKT

Die Schilddrüse ist klein, aber sie beeinflusst fast alles: Energie, Gewicht, Temperatur, Konzentration und Zyklus. Besonders bei Frauen gerät sie oft aus dem Gleichgewicht – durch stille Entzündungen, Stress, Mikronährstoffmangel oder Autoimmunprozesse wie bei Hashimoto. Typische Anzeichen sind: chronische Müdigkeit, Kältegefühl, Haarausfall, unerklärliche Gewichtszunahme oder Konzentrationsprobleme.

NÄHRSTOFFE, DIE DEINE SCHILDDRÜSE UNTERSTÜTZEN

- Selen ist an der Bildung und Umwandlung der Schilddrüsenhormone beteiligt. Der Verzehr einer Paranuss pro Tag kann zur Selenversorgung beitragen.
- Jod ist wichtig für die Bildung der Schilddrüsenhormone. Kann in kleinen Mengen aus natürlichen Quellen wie Nori Algen gewonnen werden (bei Hashimoto jedoch nur nach ärztlicher Rücksprache).
- Zink und Eisen sind wichtig für die Enzyme der Schilddrüse und den Energiestoffwechsel. Sie unterstützen die Bildung der Hormone und die Sauerstoffversorgung der Zellen.
- Omega-3-Fettsäuren und Vitamin D sind wichtig für ein gut reguliertes Immunsystem. Sie können helfen, entzündliche Prozesse im Körper besser im Gleichgewicht zu halten.
- Ballaststoffe sind wichtig für eine gesunde Darmflora. Darm und Schilddrüse arbeiten eng zusammen und beeinflussen sich gegenseitig.

SYMPTOMGUIDE FÜR HORMONELLE BESCHWERDEN

BESCHWERDEN	WAS DEIN KÖRPER BRAUCHT	EMPFOHLENE LEBENSMITTEL UND TIPPS
PMS und Reizbarkeit	Magnesium, B-Vitamine, Omega-3, Blutzuckerstabilität	Hirse, dunkles Blattgemüse, Chiasamen, Hafer, Nüsse, Lavendeltee
Heißhunger und Energieschwankungen	Eiweiß, Ballaststoffe, Zimt zur Blutzuckerregulation	Tofu, Linsen, Zimt, Haferkleie, Hülsenfrüchte, Zitronenwasser vor dem Frühstück, eiweißreiches Frühstück für einen stabilen Start in den Tag
Zyklusstörungen	Hormonbalance (v. a. Progesteronstärkung), Antioxidantien	Brokkoli, Kreuzblütler, Leinsamen, Wildkräuter, Kurkuma, Omega-3, ausreichend Kalorien (kein dauerhaftes Kaloriendefizit!)
Hautprobleme (z. B. Akne)	Entzündungshemmung, Darmflora-Aufbau, wenig Zucker, Milchprodukte möglichst reduzieren	Beeren, Kurkuma, zinkhaltige Lebensmittel wie Kürbiskerne
Schlafprobleme	Tryptophan, Magnesium, abends komplexe Kohlenhydrate, kein Koffein ab 14 Uhr	Hafer, Banane, Linsen, Lavendeltee, Hirse, Cashews, warmes Abendessen mit beruhigenden Gewürzen
Erschöpfung und Brain Fog	stabile Mahlzeiten, Mikronährstoffe (B_{12}, Eisen, Jod, Vitamin D), Cortisolreduktion	Grünkohl, Leinsamen, Jod aus Nori Algen **(bei Hashimoto: Rücksprache!)**, Eisen aus Hülsenfrüchten
Verdauungsbeschwerden	Ballaststoffe, Fermente, entzündungshemmende Gewürze	Flohsamenschalen, Leinsamen, Kimchi, Kefir, Fencheltee, Kurkuma, Ingwer
Stimmungsschwankungen	Omega-3, B-Vitamine, Tryptophan, stabile Blutzuckerwerte	Avocado, Hafer, Walnüsse, Linsen, dunkle Schokolade (mind. 85 %), Bewegung und Licht
Schilddrüsenunterfunktion / Hashimoto	Selen, Zink, Eisen, Omega-3, darmfreundliche Ernährung (plus Jod nur nach Absprache)	Paranüsse, Kürbiskerne, Leinsamen, fermentiertes Gemüse, glutenarme, ballaststoffreiche Kost

KAPITEL 3

DEIN GUIDE ZUR ERNÄHRUNGS-UMSTELLUNG

Du weißt jetzt, warum Ernährung so viel mehr ist als nur das Zählen von Kalorien – und wie sie deine Hormone, deine Energie und deine Gesundheit beeinflussen kann. Du kennst die wichtigsten Zusammenhänge, hast verstanden, was in deinem Körper passiert, wenn du stillen Entzündungen den Nährboden entziehst und was es braucht, um dein hormonelles Gleichgewicht sanft zu stärken.

Im Folgenden findest du ein paar praktische Küchenhelfer, die dir den Einstieg erleichtern.

Und falls du dir für den Anfang einen klaren Fahrplan wünschst, wartet ein kompletter 7-Tage-Plan auf dich.

Dann folgt ein Rezeptteil mit 50 Rezepten, die schnell von der Hand gehen, richtig gut schmecken, dich sättigen und mit allem versorgen, was dein Körper wirklich braucht für mehr Energie, weniger Entzündungen und echte Balance im Alltag.

PRAKTISCHE HELFER FÜR DEINE KÜCHE

Damit deine hormonfreundliche, antientzündliche Ernährung nicht nur guttut, sondern auch alltagstauglich wird, findest du hier die wichtigsten Tipps für Einkauf, Vorrat, Planung und Geschmack.

ANTIENTZÜNDLICHE EINKAUFSLISTE UND KÜCHEN-TOOLS

FRISCHE ZUTATEN

- Brokkoli, Babyspinat, Zucchini, Möhren, Rote Bete
- Beeren
- Zitrusfrüchte

FRISCHE KRÄUTER

- Petersilie
- Dill
- Basilikum

TIEFGEKÜHLTES

- Beerenmischungen oder einzeln
- Blattspinat
- Erbsen
- Blumenkohl, Brokkoli
- grüne Bohnen

PFLANZLICHE PROTEINQUELLEN

- Kichererbsen, Linsen, Kidneybohnen (Glas oder Rohware)
- Tofu, Tempeh, Lupinenschrot
- Hanfsamen
- Sonnenblumenkerne
- Kürbiskerne
- Edamame
- Erbsen
- Pasta aus Hülsenfrüchten
- weiße Bohnen

GUTE FETTE UND ÖLE

- Avocado
- Olivenöl, kalt gepresst
- Rapsöl, kalt gepresst
- Leinöl
- Kokosöl (zum Braten)
- Mandelmus
- Tahini

NÜSSE UND SAMEN

- Walnüsse
- Pekannüsse
- Chiasamen
- Leinsamen (frisch schroten)

BALLASTSTOFFREICHE LEBENSMITTEL

- Flohsamenschalen, Haferkleie
- Hirse, Quinoa, Vollkornreis, Buchweizen

EXTRAS FÜR DEN GESCHMACK

- Gewürze: Kreuzkümmel, Zimt, Ingwer, Kurkuma, Curry, Garam Masala
- Mediterrane Kräuter: Salbei, Basilikum, Oregano
- Zitronenschale, Apfelessig, Kokosraspel
- Fermentiertes: Sauerkraut, Kimchi, Miso

WICHTIGSTE KÜCHENGERÄTE

- Food Processor/Zerkleinerer
- Standmixer
- Stabmixer
- Mörser
- gutes Gemüsemesser
- Slow Juicer

MEAL PREP WIE FÜR DICH GEMACHT

Diese Techniken helfen dir, mit wenig Aufwand schnell etwas Gesundes auf den Teller zu bringen:

EINWEICHEN UND VORKOCHEN

- Koche Hülsenfrüchte auf Vorrat und bewahre sie 2–3 Tage im Kühlschrank auf oder friere sie portionsgerecht ein.
- Einweichen von Hülsenfrüchten (6–12 Stunden) reduziert blähende Stoffe. Gieße das Wasser danach immer weg.
- Würze mit Kreuzkümmel, Ingwer oder Kurkuma für eine bessere Verträglichkeit von Hülsenfrüchten.
- Hart gekochte Eier als eiweißreicher Notfallsnack.

PORTIONIEREN UND EINFRIEREN

- Blanchiere Gemüse wie Brokkoli, Blumenkohl oder Zucchini, friere es mundgerecht ein.
- Bio-Tiefkühlgemüse auf Vorrat zu Hause haben
- Suppen oder Eintöpfe lassen sich wunderbar auf Vorrat kochen und einfrieren.
- frisches Gemüse direkt nach dem Einkaufen waschen und klein schneiden und im Kühlschrank aufbewahren

SCHNELLE BASICS GRIFFBEREIT

- Koche dir Quinoa oder Hirse vor.
- Bereite Dressings oder Gemüse-Dips für die Woche vor.

TOP-LEBENSMITTEL FÜR SCHNELLEN ÜBERBLICK

TOP 25 PFLANZLICHE EIWEISSQUELLEN

ZUTAT	EIWEISS*
Tempeh: 150 g	27 g
Sojagranulat: 50 g	25 g
Erbsenproteinpulver: 30 g	24 g
Tofu: 150 g	21 g
Lupinen (gekocht): 100 g	16 g
Linsen (roh): 60 g	14 g
Kichererbsen (gekocht): 150 g	12 g
Lupinenmehl: 30 g	12 g
Edamame (tiefgekühlt): 100 g	11 g
Hanfsamen: 30 g / 3 EL	10 g
Sojadrink: 250 ml	9 g
Kürbiskerne: 30 g	8 g
Linsenmehl: 30 g	8 g
Buchweizen (roh): 60 g	7 g
Kichererbsenmehl: 30 g	7 g
Quinoa (roh): 150 g	7 g
Haferflocken: 50 g / 6 gehäufte EL	6 g
Amaranth (gepufft/Flocken): 40 g / 4 gehäufte EL	5 g
Hirse (roh): 50 g	5 g
Brokkoli (gekocht): 150 g	4 g
Spinat (gekocht): 150 g	4 g
Chiasamen: 20 g / 2 EL	3 g
Grünkohl (gekocht): 150 g	3 g
Zucchini (gekocht): 150 g	2 g

* Alle Angaben sind Durchschnittswerte und können je nach Produkt und Marke leicht variieren.

TOP 25 PFLANZLICHE BALLASTSTOFFQUELLEN

ZUTAT	BALLASTSTOFFE*
Schwarzwurzeln (gekocht): 150 g	27 g
Lupinen (gekocht): 150 g (roh ca. 50 g)	15 g
Linsen (gekocht): 150 g (roh ca. 60 g)	12 g
Kichererbsen (gekocht): 150 g / ca. ½ Glas	11 g
Akazienfaser: 10 g / ca. 1 EL	9 g
Flohsamenschalen: 10 g / ca. 1 EL	8 g
Haferkleie: 30 g / ca. 3 EL	5 g
Chiasamen: 20 g / ca. 2 EL	7 g
Avocado: 100 g / ca. ½ Frucht	7 g
Himbeeren: 100 g	7 g
Leinsamen: 20 g / 2 EL	7 g
Grünkohl (gekocht): 150 g	5 g
Hirse (gekocht): 150 g (roh ca. 50 g)	5 g
Haferflocken: 50 g / 5 gehäufte EL	5 g
Brokkoli (gekocht): 150 g	5 g
Süßkartoffeln (gekocht): 150 g	5 g
Karotten (roh): 150 g	4 g
Quinoa (gekocht): 150 g (roh ca. 50 g)	4 g
Vollkornbrot: 50 g / 1 Scheibe	4 g
Rote Bete: 150 g	4 g
Apfel (mit Schale): 150 g	4 g
Mandeln: 30 g	4 g
Spinat (gekocht): 150 g	3 g
Kürbiskerne: 30 g / 2 EL	2 g
Zucchini (gedünstet/gekocht): 150 g	2 g

* Alle Angaben sind Durchschnittswerte und können je nach Produkt und Marke leicht variieren.

DIE GOLDENE TELLERREGEL

- ½ Teller Gemüse oder buntes Obst
- ¼ Teller Eiweiß (z. B. Tofu, Linsen, Tempeh, Lupinen)
- ¼ Teller komplexe Kohlenhydrate (z. B. Hirse, Quinoa, Kartoffeln oder Süßkartoffeln)
- 1–2 EL gesunde Fette (z. B. Olivenöl, Nüsse, Avocado)
- Extras: Fermente, Kräuter, Gewürze

DIESE LEBENSMITTEL MEIDEN (SO OFT ES GEHT)

- Zucker und weiße Mehle
- stark verarbeitete Produkte (alles, was mehr als 5 Zutaten auf der Zutatenliste hat)
- Softdrinks, Süßstoffe, Alkohol
- zu viel Koffein (>3 Tassen pro Tag)

DEIN TAGESRHYTHMUS

- 3 Hauptmahlzeiten ohne ständiges Snacken
- Starte mit Eiweiß und Ballaststoffen beim Frühstück.
- Trinke genug Wasser und ungesüßte Tees.

DEINE BALANCE-BOOSTER

- Blutzuckerfreundlich: Haferkleie, Chia, Hirse, Linsen, Tofu
- Entzündungshemmend: Kurkuma, Ingwer, Beeren, grünes Gemüse
- Darmfreundlich: Sauerkraut, Flohsamenschalen, Apfelessig
- Schilddrüsenfreundlich: Paranüsse (1 pro Tag), Nori-Algen (**bei Hashimoto: Rücksprache!**), Leinsamen
- Deine Mikrohelden (wichtige Mikronährstoffe): Selen – Paranüsse (1 pro Tag), Sonnenblumenkerne, Vollkorngetreide
- Omega-3 Fettsäuren: Leinsamen (frisch geschrotet), Chiasamen, Hanfsamen, Walnüsse, Leinöl, Algenöl
- Zink: Kürbiskerne, Haferflocken, Linsen, Kichererbsen, Cashewkerne
- Eisen: Hirse, Linsen, Kichererbsen, Quinoa
- Magnesium: Hirse, Linsen, Kichererbsen, Quinoa, Kürbiskerne, Leinsamen, Sonnenblumenkerne, Cashews

DEIN 7-TAGE-START

So steigst du sanft in die hormonfreundliche, antientzündliche Ernährung ein. In den nächsten sieben Tagen bekommst du ein Gefühl dafür, wie du deine Ernährung Schritt für Schritt gesünder gestalten kannst. Es geht nicht darum, perfekt zu essen, sondern darum, deine Mahlzeiten ab sofort bunter, ausgewogener und nährstoffreicher zu machen. So, wie es zu dir und deinem Alltag passt.

TAG 1: FRÜHSTÜCK NEU DENKEN

Viele Frauen starten mit Kaffee und einem schnellen Toast oder einer einfachen Schale Haferflocken in den Tag, oft zu süß, zu leicht und ohne das, was der Körper wirklich braucht: Eiweiß und viele Ballaststoffe. Dabei ist gerade das Frühstück entscheidend: Es bestimmt, ob du konzentriert bleibst oder schon vormittags einen Heißhungeranfall bekommst. Wenn du morgens zu wenig isst, landest du spätestens am Nachmittag im Energieloch – genau dann, wenn du eigentlich funktionieren musst.

Suche dir heute eines der Frühstücksrezepte aus und spüre den Unterschied.

Ideen aus dem Frühstücksteil:

- Carrot Cake Overnight Oats (Seite 62)
- Cremiges Hirsefrühstück mit Apfel, Mandel und Zimt (Seite 70)
- Kokos-Himbeer-Protein-Porridge (Seite 72)

TAG 2: HEISSHUNGER STOPPEN

Heißhunger ist meist kein Zeichen von »Willensschwäche«, sondern von instabilem Blutzucker oder Nährstoffmangel. Der Körper schreit dann regelrecht nach Energie. Die Lösung? Drei ausgewogene Mahlzeiten – jede mit Proteinen, Gemüse, gesunden Fetten und ausreichend Ballaststoffen.

Iss heute bewusst: sättigend, regelmäßig und ohne Snack zwischendurch. Du wirst spüren, wie stabil sich dein Körper plötzlich anfühlt und wie viel entspannter der Kopf wird, wenn der Blutzucker nicht Achterbahn fährt. Suche dir heute ein Frühstücksrezept aus und wähle mittags ein Hauptgericht – und spüre den Unterschied zu gestern.

Ideen aus dem Rezeptteil:

- Espresso Overnight Oats (Seite 68)
- Schnelle 7-Gemüse-Pasta (Seite 128)

TIPP

So kannst du das Mittagessen auch zum Mitnehmen vorbereiten: Koche die Pasta al dente und mische sie mit der abgekühlten Soße. So kannst du 2–3 Portionen in luftdichte Behälter abfüllen und im Kühlschrank lagern. Sie sind bis zu 3 Tage haltbar. Die Soße lässt sich auch separat aufbewahren oder einfrieren. Besonders praktisch: Du kannst sie auch als Aufstrich für Wraps verwenden.
Vor dem Verzehr einfach kurz aufwärmen, bei Bedarf mit einem kleinen Schuss Pflanzendrink oder Wasser cremig rühren.

TAG 3: BLUTZUCKER STABILISIEREN

Heute geht es um Struktur und darum, deinen Körper noch besser mit Nährstoffen zu versorgen. Starte den Tag mit einem großen Glas lauwarmem Wasser mit einem Spritzer Zitrone darin. Warte mit dem Kaffee noch etwa 15 Minuten und frühstücke möglichst, bevor du das Haus verlässt.

Wenn dir ein Frühstück am frühen Morgen schwerfällt, ist das kein Grund zur Sorge. Es gibt einfache Alternativen: eine Handvoll Nüsse, ein hochwertiger veganer Eiweißshake oder vorbereitete hart gekochte Eier liefern dir schnell verwertbare Energie und wertvolle Proteine.

Du kannst auch abends ein Rezept für Overnight Oats vorbereiten und ganz unkompliziert in einem Schraubglas mitnehmen. Dafür brauchst du kein spezielles Meal-Prep-Zubehör. Ein ausgewaschenes Marmeladenglas erfüllt den gleichen Zweck. Wichtig ist nicht das perfekte Frühstück, sondern dass dein Körper versorgt ist.

Da der gestrige Tag schon so gut lief, ist heute der perfekte Moment, um drei sättigende Mahlzeiten ganz ohne Zwischensnacks umzusetzen. Solltest du doch hungrig werden, spüre einmal kurz in dich hinein: Ist es echter Hunger oder eher Gewohnheit? Wenn du wirklich etwas brauchst, greif zu einem kleinen, eiweißreichen Snack, zum Beispiel ein paar Nüssen, etwas Hummus mit Gemüsesticks oder einem hart gekochten Ei.

Ideen für den Tagesablauf:

- Frühstück: Kokos-Himbeer-Protein-Porridge (Seite 72)
- Mittagessen: cremiger Kartoffel-Erbsen-Eintopf (Seite 110)
- Abendessen: buntes Ofengemüse auf Hummus (Seite 126)
- Snack (wenn nötig): 1 hart gekochtes Ei, Apfel-Cashew-Bites (Seite 52) oder Gemüsesticks mit Hummus (Seite 40)

TIPPS

So kannst du das Mittagessen auch zum Mitnehmen vorbereiten: Der Kartoffel-Erbsen-Eintopf lässt sich problemlos 2–3 Tage im Kühlschrank aufbewahren. Er wird sogar noch aromatischer, wenn er durchzieht. Einfach in luftdichte Behälter füllen, vollständig abkühlen lassen und bei Bedarf portionsweise aufwärmen. Beim Aufwärmen einen kleinen Schuss Wasser zugeben, um die Cremigkeit zu erhalten. Wer mag, kann frisch gehackte Kräuter extra abgepackt mitnehmen oder einen Klecks pflanzlichen Joghurt als Topping ergänzen. Der Kartoffel-Erbsen-Eintopf lässt sich portionsweise einfrieren. Dafür vollständig auskühlen lassen, in geeignete Gefrierbehälter füllen und möglichst luftdicht verschließen. Zum Auftauen am besten über Nacht im Kühlschrank lagern und dann langsam in einem Topf oder in der Mikrowelle erwärmen. Auch hier: Bei Bedarf etwas Flüssigkeit zugeben, damit die Konsistenz wieder schön cremig wird.

TAG 4: MEAL PREP AUSPROBIEREN

Du hast viel zu tun, klar! Aber genau deshalb lohnt sich Meal Prep. Wenn du heute beim Abendessen nur eine Portion extra kochst, hast du automatisch eine Mahlzeit in Reserve – zum Mitnehmen, Aufwärmen oder für stressige Tage. Das entlastet, spart Zeit und senkt ganz nebenbei dein Cortisollevel. Damit Meal Prep zur Routine wird, helfen ein paar einfache Strategien:

- Wasche und schneide frisches Gemüse direkt nach dem Einkauf. Luftdicht verpackt hält es sich 2–3 Tage und ist jederzeit einsatzbereit.
- Koche Sättigungsbeilagen wie Quinoa, Reis oder Hülsenfrüchte gleich in doppelter Menge vor. Du kannst sie die nächsten Tage flexibel in Bowls, Eintöpfen oder als Beilage verwenden.
- Fülle Dressings, Soßen oder Hummus in kleine Schraubgläser. Sie machen jedes Resteessen sofort vollwertig.
- Plane 1–2 Gerichte pro Woche ein, die sich gut einfrieren lassen. So wächst dein »Notfall-Vorrat«, ohne dass du extra kochen musst.
- Gewöhne dir eine feste Meal-Prep-Zeit an (z. B. Sonntagabend oder nach dem Wocheneinkauf). Das schafft Struktur und spart dir unter der Woche jede Menge Energie.

TAG 5: ENTZÜNDUNGEN REDUZIEREN

Heute steht Farbe auf dem Teller. Antientzündliche Ernährung heißt nicht »Diät«, sie bedeutet Vielfalt. Iss heute besonders viele bunte, frische und gegarte Gemüsesorten, ergänzt um entzündungshemmende Gewürze wie Kurkuma, Kreuzkümmel, Ingwer oder Zimt. Du wirst merken: Dein Körper reagiert auf diese pflanzliche Vielfalt. Verdauung, Haut, Stimmung, vieles kommt spürbar mehr ins Gleichgewicht.

Ideen aus dem Rezeptteil

- Frühstück: Schoko-Eiweißshake (Seite 142)
- Mittagessen: Feel Good Crunch Bowl (Seite 86)
- Abendessen: Crunchy Rainbow-Gemüsesalat (Seite 82)

TAG 6: BAUCHWOHL FÖRDERN

Ein gesunder Darm ist die Basis für hormonelles Gleichgewicht, ein stabiles Immunsystem und sogar für deine Stimmung. Heute integrierst du gezielt fermentierte Lebensmittel. Sie liefern lebendige Mikroben für dein Mikrobiom und stärken dich von innen heraus.

Schon kleine Mengen machen einen Unterschied: 1 Esslöffel rohes Sauerkraut zum Essen, ein Löffel Kimchi als würzige Beilage oder ein Glas (pflanzlicher) Joghurt mit aktiven Kulturen können deine Darmflora positiv beeinflussen.

So integrierst du sie ganz einfach in deinen Alltag:

- Rühre etwas Sauerkraut oder Kimchi in dein warmes Gericht (nach dem Kochen, damit die Kulturen erhalten bleiben).
- Toppe deine Bowl mit einem Löffel fermentiertem Gemüse – das bringt Frische, Säure und eine extra Portion Mikrobiom-Power.
- Ersetze einen Teil des Dressings durch Joghurt, Kokosjoghurt oder Kefir.
- Starte den Tag mit einem kleinen Glas Kefir oder nimm ihn als Basis für ein schnelles Frühstück mit Beeren und Haferflocken.
- Rühre (pflanzlichen) Joghurt mit Kulturen in Dips, cremige Soßen oder als Topping zu Eintöpfen.

TAG 7: DEINE NEUE ROUTINE

Heute darfst du reflektieren. Wie fühlst du dich nach dieser Woche? Was hat dir gutgetan? Was möchtest du weiterführen? Es geht nicht darum, ab sofort »perfekt« zu essen. Es geht um Entscheidungen, die dir guttun, immer wieder, immer öfter.

Vielleicht wiederholst du dein Lieblingsfrühstück. Vielleicht planst du dein Gemüse für die nächste Woche.

Vielleicht nutzt du heute den Tag, um erste Gerichte für die kommende Woche vorzubereiten – oder einfach nur, um dir einen groben Plan zu machen.

WORAUF DU BEIM EINKAUF ACHTEN SOLLTEST

Bei pflanzlichem Joghurt ist entscheidend, dass aktive Kulturen enthalten sind. Achte auf Hinweise wie »mit lebenden Milchsäurebakterien« oder spezifische Stämme wie Lactobacillus acidophilus, Bifidobacterium oder L. casei. Steht das nicht auf der Packung, sind meist keine probiotisch wirksamen Mikroben enthalten.

Nicht alle Produkte im Supermarkt enthalten aktive Kulturen, besonders bei Sauerkraut oder Kimchi. Wenn »pasteurisiert« oder »erhitzt« draufsteht, fehlen die lebenden Mikroben. Achte darauf, dass auf der Verpackung fermentiert steht. Du findest diese Lebensmittel im Kühlregal im Bioladen oder im gut sortierten Supermarkt.

RAN AN DEN KOCHLÖFFEL

Du hast dich auf eine Woche eingelassen, die mehr war als nur eine Ernährungsumstellung. Du hast deinen Körper bewusster wahrgenommen, neue Rezepte ausprobiert – vielleicht sogar alte Gedanken hinter dir gelassen. Vielleicht fühlst du dich klarer. Leichter. Mehr bei dir. Vielleicht bist du einfach nur ein bisschen näher bei dir selbst angekommen. Was auch immer du spürst: Nimm es ernst. Denn das hier war kein Plan zum Abarbeiten, sondern ein Anfang. Erinnere dich immer wieder daran, was dir guttut. Und iss dich mit jeder Mahlzeit ein Stück mehr zurück in deine Balance und Leichtigkeit.

Im folgenden findest du 50 Rezepte, die sich perfekt in den Alltag integrieren lassen. Bei jedem Rezept findest du ausführliche Nährwertangaben. Kcal steht hierbei für Kalorien, E für Eiweiß, F für Fett, KH für Kohlenhydrate und Bal für Ballaststoffe. Ergänzend findest du Hinweise, ob ein Rezept vegan, vegetarisch, besonders darmfreundlich, basisch, besonders ballaststoffreich, eiweißreich, laktosefrei, zuckerfrei oder glutenfrei ist.

Ich wünsche dir Vertrauen in deinen Körper, Freude beim Kochen und das gute Gefühl, deinen ganz eigenen Weg gefunden zu haben.

KAPITEL 4

REZEPTE

BASICS, SNACKS UND DIPS

FERMENTIERTE GEMÜSEBRÜHE

Diese fermentierte Gemüsebrühe ist eine natürliche Alternative zu Fertigbrühen. Sie ist reich an Mineralstoffen und wird durch milchsaure Fermentation haltbar gemacht. Ideal zum Würzen von Suppen, Eintöpfen oder zum Verfeinern von Gemüsegerichten. Besonders geeignet für Frauen, die unter Verdauungsbeschwerden, Hautunreinheiten, hormonellen Dysbalancen oder chronischer Erschöpfung leiden.

VEGAN ▪ GLUTENFREI ▪ DARMFREUNDLICH ▪ BASISCH ▪ ZUCKERFREI

NÄHRWERTE (PRO 1 TL, CA. 5 G): 1,9 KCAL, KH 0,41 G, P 0,06 G, F 0,01 G, BAL 0,12 G

40 MINUTEN

ZUTATEN FÜR 1 L

½ Sellerieknolle
1 Stange Lauch
1 Karotte
½ Petersilienwurzel
1 Pastinake
1 getr. Chilischote (optional)
1 Zwiebel
1 Knoblauchzehe
1 Stück Ingwer (5 cm)
1 TL gem. Kurkuma
½ TL edelsüßes Paprikapulver
½ TL getr. Liebstöckel
½ TL getr. Salbei
½ TL getr. Rosmarin
½ TL schwarzer Pfeffer
150 g naturreines Salz

AUSSERDEM

Küchenmaschine oder Hochleistungsmixer
großer Topf oder Gärgefäß
sterile Gläser (2 × 500 ml)
Fermentiergewicht oder kleiner Teller + Beschwerung

1. Das Gemüse putzen, aber nicht schälen (nur Zwiebel, Knoblauch und Ingwer schälen) und waschen. In einer Küchenmaschine oder einem größeren Hochleistungsmixer grob pürieren. Dann in einen großen Topf geben. Gewürze und Kräuter sowie das Salz hinzufügen und die Zutaten gut vermengen.
2. Den Topf mit einem umgedrehten Deckel an einem kühlen Ort 3 Tage fermentieren lassen. Den Deckel beschweren. Anschließend in sterile Gläser umfüllen und an einem kühlen Ort lagern. Hält sich bei korrekter Anwendung und Lagerung mehrere Wochen bis Monate.

ANTIENTZÜNDLICHE SHORT FACTS

Diese fermentierte Gemüsebrühe ist eine natürliche Alternative zu gekauften Brühen. Sie ist reich an Mineralstoffen und wird durch milchsaure Fermentation haltbar gemacht. Verwende sie immer, wenn du im Rezept »Gemüsebrühe« liest.

TIPP Verwende Bio-Gemüse, da die Schale mitverarbeitet wird. Wasche das Gemüse nur kurz ab, da die natürlichen Mikroorganismen auf der Schale für die Fermentation wichtig sind. Luftdicht verschlossen und kühl gelagert ist das Pulver bis zu 2 Jahre haltbar.

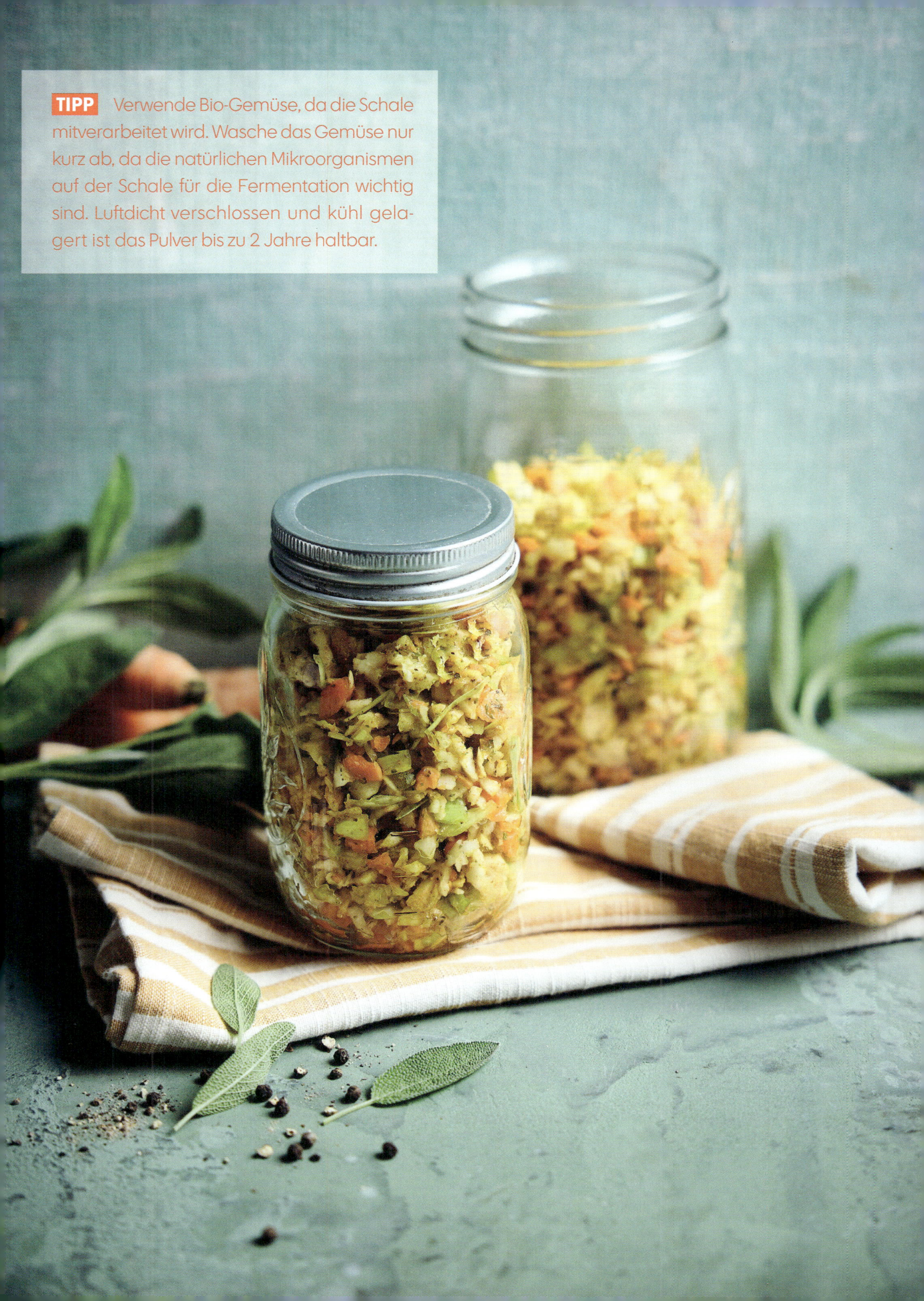

DATTELMUS

Dattelmus enthält im Gegensatz zu raffiniertem Zucker oder Dattelsirup noch die Ballaststoffe, Mineralstoffe und sekundären Pflanzenstoffe der ganzen Frucht. Dadurch geht der Zucker langsamer ins Blut. Bei Insulinresistenz, stillen Entzündungen oder Diabetes ist das Dattelmus eine empfehlenswerte Alternative zu Haushaltszucker, Agavendicksaft oder Ahornsirup.

VEGAN ▪ GLUTENFREI ▪ BALLASTSTOFFREICH ▪ DARMFREUNDLICH
NÄHRWERTE (PRO 1 TL, CA. 6 G): CA. 16–17 KCAL, KH CA. 4 G, BAL CA. 0,5 G
15 MINUTEN

ZUTATEN FÜR 1 GLAS

200 g Medjool-Datteln, entsteint
1 TL Zitronensaft
1 Prise Salz
1 Msp. gem. Vanille

AUSSERDEM

Mixer
Schraubglas

1. 150 ml Wasser aufkochen. Die Datteln in eine Schale geben und mit dem Wasser übergießen. 10 Minuten ziehen lassen, bis die Datteln ganz weich sind.
2. Datteln mit dem Einweichwasser, Zitronensaft, Salz und Vanille in einen Mixer geben und zu einer feinen Creme pürieren. Das Mus in ein sauberes Schraubglas füllen.

ANTIENTZÜNDLICHE SHORT FACTS

Selbst gemachtes Dattelmus enthält im Gegensatz zu raffiniertem Zucker oder Dattelsirup die natürliche Ballaststoffmatrix der ganzen Frucht. Diese verlangsamt den Blutzuckeranstieg, versorgt den Darm mit präbiotischen Fasern und liefert gleichzeitig Magnesium und Kalium.

TIPP Ein Spritzer Zitronensaft kann die Haltbarkeit im Kühlschrank leicht verlängern (ca. 7–10 Tage).

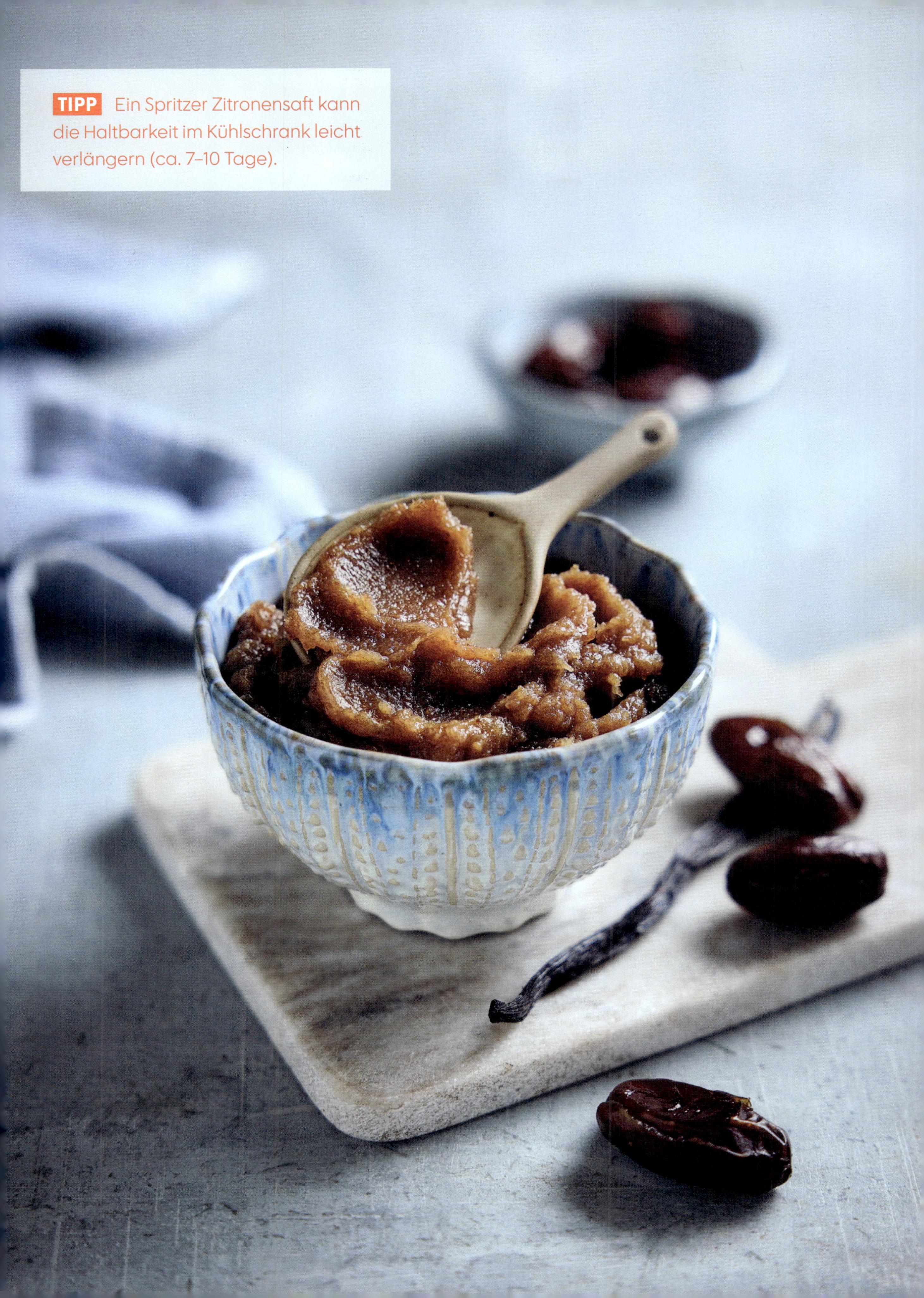

HUMMUS

Ideal als Dip zu Rohkost, Crackern oder Süßkartoffelsticks, als Aufstrich für Brot oder Wraps, als cremige Grundlage unter Ofengemüse, als Soßenbasis (z. B. mit Joghurt, Wasser oder Zitronensaft gemischt). Besonders geeignet für Frauen mit entzündlichen Erkrankungen, hormonellen Dysbalancen, Hautproblemen, Reizdarm oder Erschöpfungszuständen. Die Kombination aus pflanzlichem Eiweiß, gesunden Fetten und entzündungshemmenden Gewürzen unterstützt den Darm, stabilisiert den Blutzucker und kann Heißhunger effektiv vorbeugen.

GLUTENFREI ▪ VEGAN ▪ EIWEISSREICH ▪ BALLASTSTOFFREICH ▪ DARMFREUNDLICH
NÄHRWERTE (PRO PORTION, CA. 50 G): 175 KCAL, KH 8 G, P 5 G, F 13 G, BAL 3 G
10 MINUTEN

ZUTATEN FÜR 2–3 PORTIONEN

1 Glas Kichererbsen (250 g Abtropfgewicht)
2 Knoblauchzehen
2 EL Tahini (Sesammus)
1–2 EL Zitronensaft
3 EL Olivenöl
50 ml Eiswasser, alternativ 2 Eiswürfel
1 TL gem. Kreuzkümmel (Cumin)
1 TL Salz

AUSSERDEM
Mixer

1. Die Kichererbsen in ein Sieb gießen und unter fließend kaltem Wasser gründlich abspülen. Abtropfen lassen. Knoblauchzehen schälen.
2. Alle Zutaten in einen Mixer geben und auf höchster Stufe zu einer cremigen Masse pürieren. Bei Bedarf etwas mehr Wasser oder Olivenöl hinzufügen, um die gewünschte Konsistenz zu erreichen. Mit Kreuzkümmel und Salz abschmecken.

ANTIENTZÜNDLICHE SHORT FACTS

- Hummus ist eine hervorragende pflanzliche Proteinquelle.
- Die Kombination aus Kichererbsen und Sesammus (Tahini) liefert essenzielle Aminosäuren, Ballaststoffe und Fette, welche die Darmgesundheit unterstützen und den Blutzuckerspiegel stabil halten.
- Hummus liefert wertvolles Magnesium und Zink, die bei hormonellen Schwankungen eine entscheidende Rolle spielen.

TIPP Statt Tahini kann alternativ Mandel- oder Cashewmus verwendet werden. Frischer Zitronensaft und Kreuzkümmel sorgen für ein rundes, harmonisches Aroma. Selbst gemachter Hummus hält sich luftdicht verschlossen im Kühlschrank etwa 4–5 Tage.

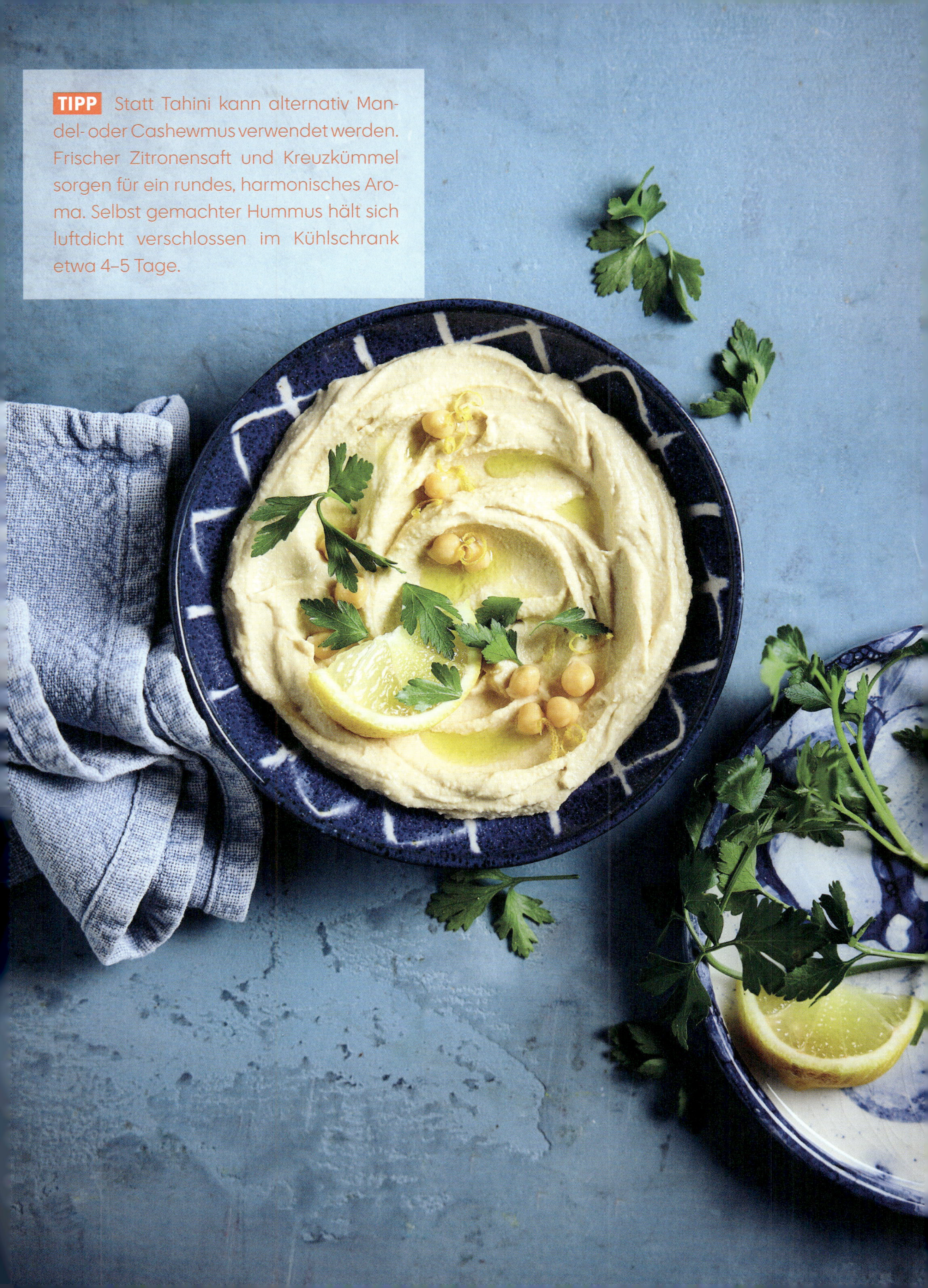

ZITRONEN-CASHEW-BOHNENCREME

Diese herzhafte Creme ist eine leichtere Alternative zur klassischen Cashew-Sahne und kann in allen Rezepten genutzt werden, um die klassische Sahne zu ersetzen: Im Vergleich zu einer Cashew-Sahne enthält sie weniger Fett, dafür mehr Ballaststoffe und zusätzliches pflanzliches Protein. Die Kombination aus Bohnen und Cashews liefert eine besonders cremige Konsistenz, die perfekt für herzhafte Rezepte wie Bowls, Wraps oder Gemüsegerichte geeignet ist. Hier im Buch habe ich sie dir in einige Rezepte eingebaut.

VEGAN ▪ GLUTENFREI ▪ BASISCH ▪ LAKTOSEFREI

NÄHRWERTE (PRO PORTION, CA-50–60 G): 90 KCAL, KH 6 G, P 4 G, F 6 G, BAL 2,5 G

10 MINUTEN; EINWEICHZEIT: 2 STUNDEN

ZUTATEN FÜR 1 GROSSES GLAS

50 g Cashewkerne
100 g weiße Bohnen (gekocht, abgetropft)
2 EL Zitronensaft, frisch gepresst
1 TL Abrieb von 1 Bio-Zitrone
1 EL Olivenöl (optional für mehr Geschmeidigkeit)
1 EL Hefeflocken (optional, für eine herzhafte Note)
¼ TL Salz oder nach Geschmack

AUSSERDEM

Hochleistungsmixer oder Food Processor
Schraubglas

1. Cashews in eine Schüssel füllen, komplett mit Wasser bedecken und mindestens 2 Stunden einweichen lassen. Wasser abgießen und die Kerne gut abspülen.
2. Zusammen mit den weißen Bohnen und den restlichen Zutaten in einen Mixer geben. 80–100 ml Wasser zugeben. So lange mixen, bis eine glatte, cremige Konsistenz erreicht ist. Bei Bedarf mit etwas Wasser verdünnen und nochmals abschmecken.
3. In ein Schraubglas füllen und im Kühlschrank lagern. Hält sich 3–4 Tage.

ANTIENTZÜNDLICHE SHORT FACTS

- Weiße Bohnen sind reich an präbiotischen Ballaststoffen, fördern eine gesunde Darmflora und wirken über das Mikrobiom entzündungsmodulierend.
- Zitrone liefert Vitamin C – dieses schützt empfindliche Pflanzenstoffe vor Oxidation und unterstützt die Eisenaufnahme.
- Olivenöl (optional) bringt entzündungshemmende Polyphenole und unterstützt die Aufnahme fettlöslicher Vitamine.
- Hefeflocken (optional) enthalten B-Vitamine, die bei Erschöpfung und hormonellen Dysbalancen helfen können.

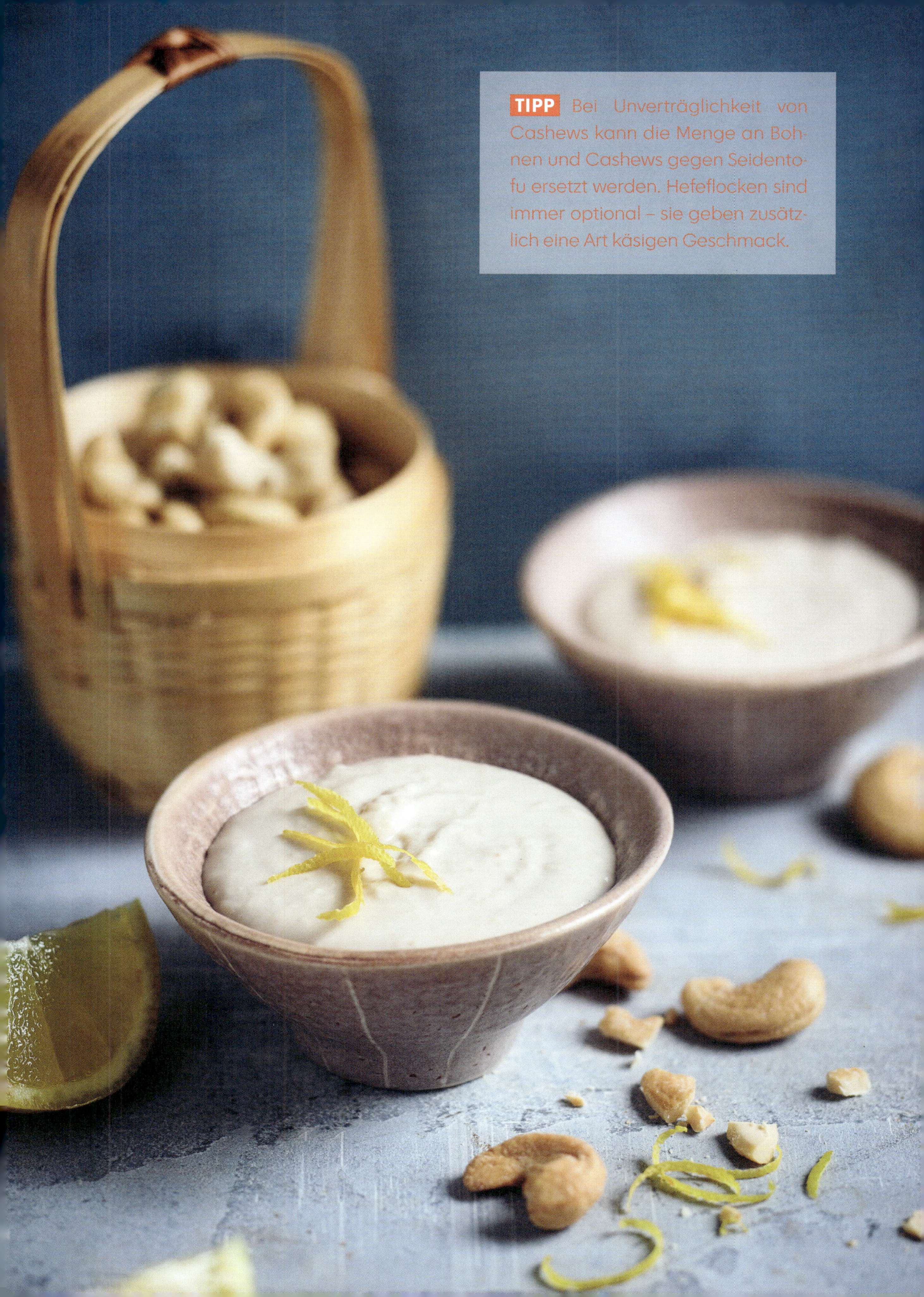

TIPP Bei Unverträglichkeit von Cashews kann die Menge an Bohnen und Cashews gegen Seidentofu ersetzt werden. Hefeflocken sind immer optional – sie geben zusätzlich eine Art käsigen Geschmack.

TOMATEN-BASILIKUM-CREME

Diese Creme ist ein echtes Multitalent – würzig, cremig und voller antioxidativer Pflanzenkraft. Sie veredelt Bowls, Ofengemüse oder einfach eine Scheibe Buchweizenbrot mit einer extra Portion gesunder Fette und sekundärer Pflanzenstoffe.

VEGAN ▪ GLUTENFREI

NÄHRWERTE (PRO PORTION, CA. 55 G): 216 KCAL, KH 6,5 G, P 2,5 G, F 20,7 G, BAL 2,2 G

10 MINUTEN

ZUTATEN FÜR 4 PORTIONEN

90 g Tomatenmark
15 g frische Basilikumblätter
40 ml Olivenöl
60 g Pekannüsse
½ TL Dattelmus
1 TL Apfelessig
Salz und schwarzer Pfeffer

AUSSERDEM

Mixer

1. Alle Zutaten außer Salz und Pfeffer in einen Mixer geben. Auf höchster Stufe zu einer Creme pürieren. Wer mag, kann ein paar Stückchen von den Nüssen für mehr Crunch übrig lassen.
2. Mit Salz und Pfeffer abschmecken.

ANTIENTZÜNDLICHE SHORT FACTS

- Pekannüsse gehören zu den antioxidantienreichsten Nüssen.
- Das Lycopin im Tomatenmark kann beim Erhitzen besonders gut aufgenommen werden. Besonders empfehlenswert ist es bei Hautproblemen, Herz-Kreislauf-Erkrankungen und chronischen Entzündungen.
- Tomatenmark (bis ca. 28 g, also zwei Esslöffel) gilt als low FODMAP und ist meist gut verträglich, auch für Menschen mit Reizdarm. Tomaten gehören zu den potenziellen Histaminliberatoren. Menschen mit Histamintoleranz oder sonstigen Nahrungsmittelreaktionen sollten vorsichtig testen.

TIPP Statt Tomatenmark kannst du auch ein Paprikamark verwenden oder eingelegte Paprikaschoten aus einem Glas pürieren.

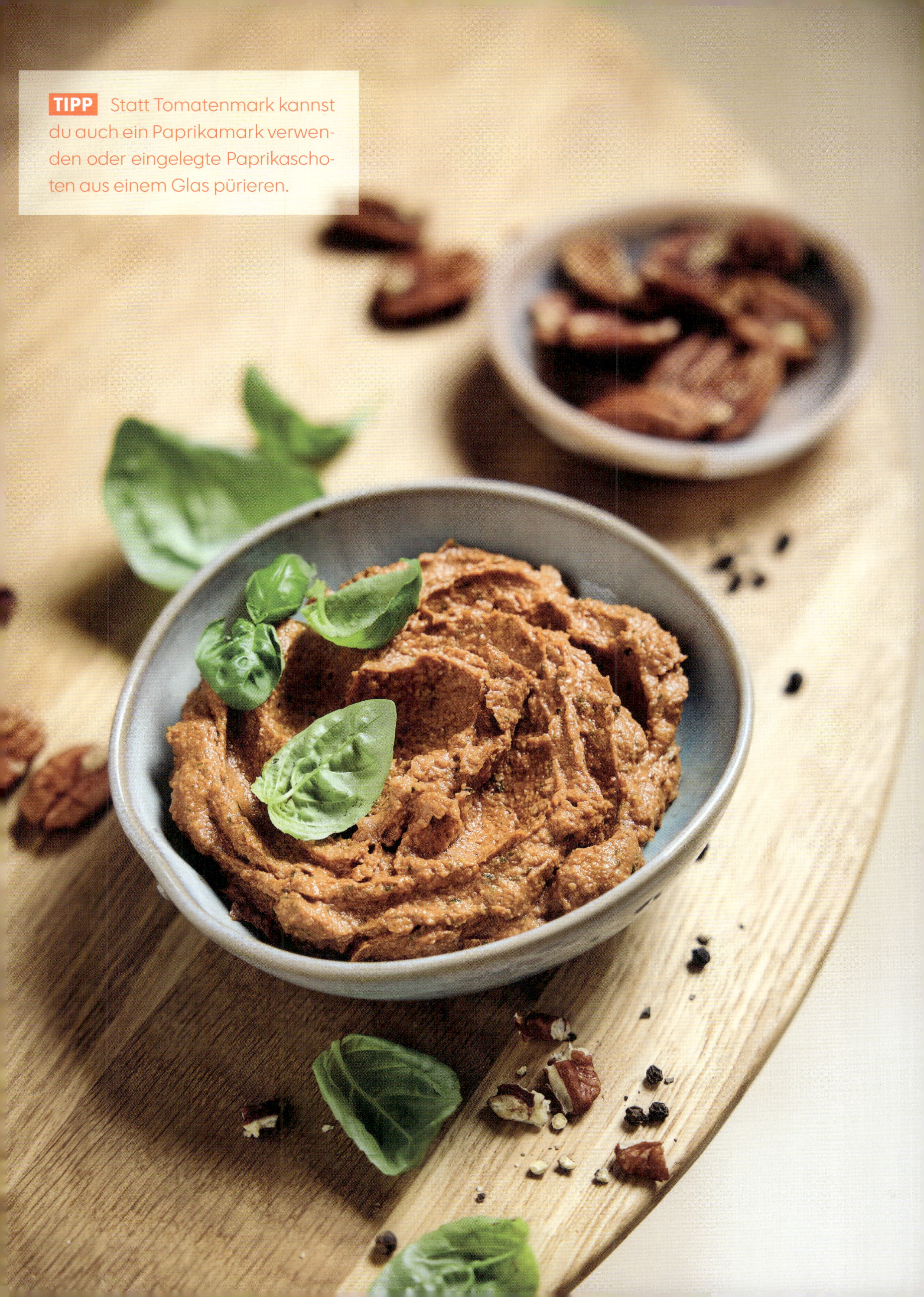

ZUCCHINI-CHIPS MIT AVOCADO-DILL-DIP

Dieser leichte, frische Dip aus cremiger Avocado und Dill und die knusprig gebackenen Zucchinischeiben sind perfekt als gesunder Feierabend-Snack. Die Kombination aus gesunden Fetten, Ballaststoffen und entzündungshemmenden Kräutern macht diesen Dip nicht nur lecker, sondern auch hormonfreundlich und darmstärkend. Er eignet sich besonders für Frauen, die gerne herzhaft snacken und ihren Blutzucker stabil halten möchten.

VEGAN ▪ GLUTENFREI
NÄHRWERTE (PRO PORTION): 180 KCAL, KH 6 G, P 3 G, F 15 G, BAL CA. 5 G
30–35 MINUTEN

ZUTATEN FÜR 2 PORTIONEN

FÜR DEN DIP
1 reife Avocado
1 EL Zitronensaft
1 EL frischer Dill (oder TK)
1 EL Sojajoghurt oder aus Schafs-/Ziegenmilch
Salz und schwarzer Pfeffer
1 TL Hanfsamen (optional)

FÜR DIE ZUCCHINI-CHIPS
1–2 Zucchini (je nach Größe, ca. 250–300 g)

FÜR DIE MARINADE
1–2 Knoblauchzehen
1½ EL Olivenöl
½ TL gem. Cayennepfeffer
1–2 TL getr. Oregano
Salz und schwarzer Pfeffer

1. Den Backofen auf 200 °C Umluft (Ober-/Unterhitze 220 °C) vorheizen. Ein Backblech mit Backpapier belegen.
2. Zucchini putzen und waschen, in dünne Scheiben schneiden – je dünner, desto knuspriger.
3. Für die Marinade Knoblauch schälen und durch die Presse drücken. Olivenöl in einer kleinen Schale mit Knoblauch, Cayenne, Oregano und Salz und Pfeffer verrühren. Die Zucchinischeiben in einer Schüssel mit der Marinade gut vermengen.
4. Die Scheiben nebeneinander (nicht überlappend) auf dem Backblech verteilen und 20–25 Minuten backen, nach der Hälfte der Zeit wenden. Für maximale Knusprigkeit ggf. noch 5 Minuten bei leicht geöffneter Ofentür nachziehen lassen.
5. In der Zwischenzeit den Dip vorbereiten: Avocado halbieren und das Fruchtfleisch mit einem Löffel herauslösen. Zusammen mit Zitronensaft, Dill, Joghurt, Salz, Pfeffer und optional Hanfsamen in einen Mixer geben und kurz pürieren. Alternativ die Avocado mit der Gabel zerdrücken und zusammen mit den anderen Zutaten in einer Schale cremig verrühren.
6. Zucchini aus dem Ofen nehmen und kurz abkühlen lassen. Mit dem Dip servieren.

ANTIENTZÜNDLICHE SHORT FACTS

- Avocado liefert wertvolle ungesättigte Fettsäuren und Vitamin E.
- Dill wirkt leberanregend und fördert die Verdauung.
- Joghurt und Hanfsamen liefern pflanzliches Eiweiß und Omega-3.
- Kein Zucker, keine Zusatzstoffe – perfekt bei Haut-, Hormon- und Leberproblemen.

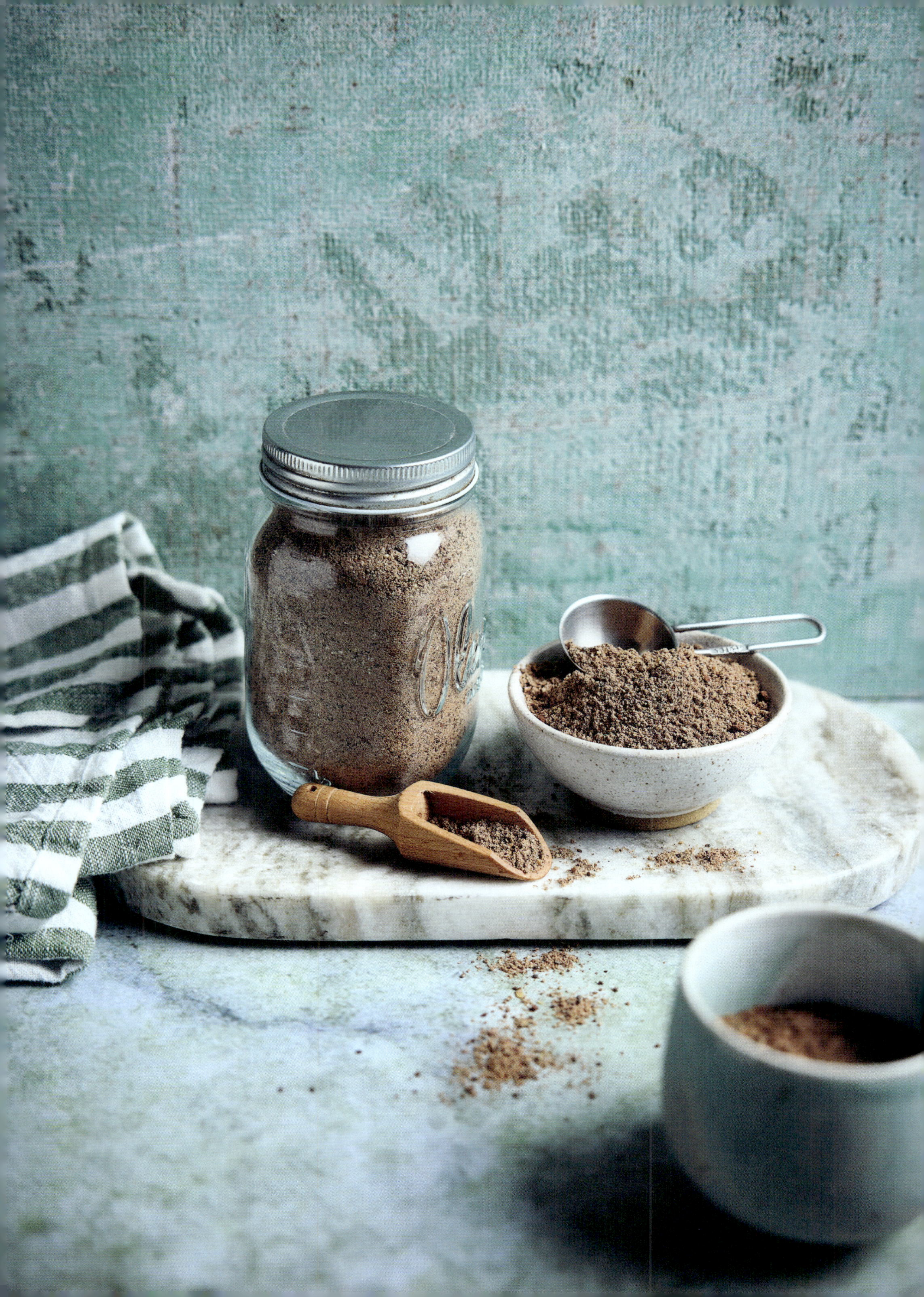

APFEL-MANDEL-BITES

Diese Kombination aus Apfel, Mandelmus und Hanfsamen ist ein schneller Helfer bei Heißhunger. Die Bites unterstützen bei Blutzuckerschwankungen und helfen gegen hormonbedingtes oder emotionales Stressessen. Auch perfekt vor dem Training oder als Mini-Meal am Nachmittag.

VEGAN ▪ GLUTENFREI ▪ BALLASTSTOFFREICH ▪ ZUCKERFREI
NÄHRWERTE (PRO PORTION): 185 KCAL, KH 20 G, P 4 G, F 10 G, BAL 3 G
5 MINUTEN

ZUTATEN FÜR 1 PORTION

1 EL Mandelmus
½ TL gem. Zimt
Apfel
2 TL Hanfsamen

1. Mandelmus in einer kleinen Schale mit Zimt verrühren und beiseitestellen.
2. Apfel waschen, entkernen, in Spalten schneiden und auf einem Teller anrichten.
3. Mit dem Mandelmus beträufeln und mit Hanfsamen bestreuen.

ANTIENTZÜNDLICHE SHORT-FACTS

- Mandelmus hat Vitamin E und Kalzium im Gepäck, was besonders gut für die Haut und die Hormonbalance ist. Der Apfel liefert reichlich Ballaststoffe und wirkt sättigend.
- Hanfsamen versorgen mit gesunden Fetten und Protein und helfen bei Heißhungerattacken auf Süßes.

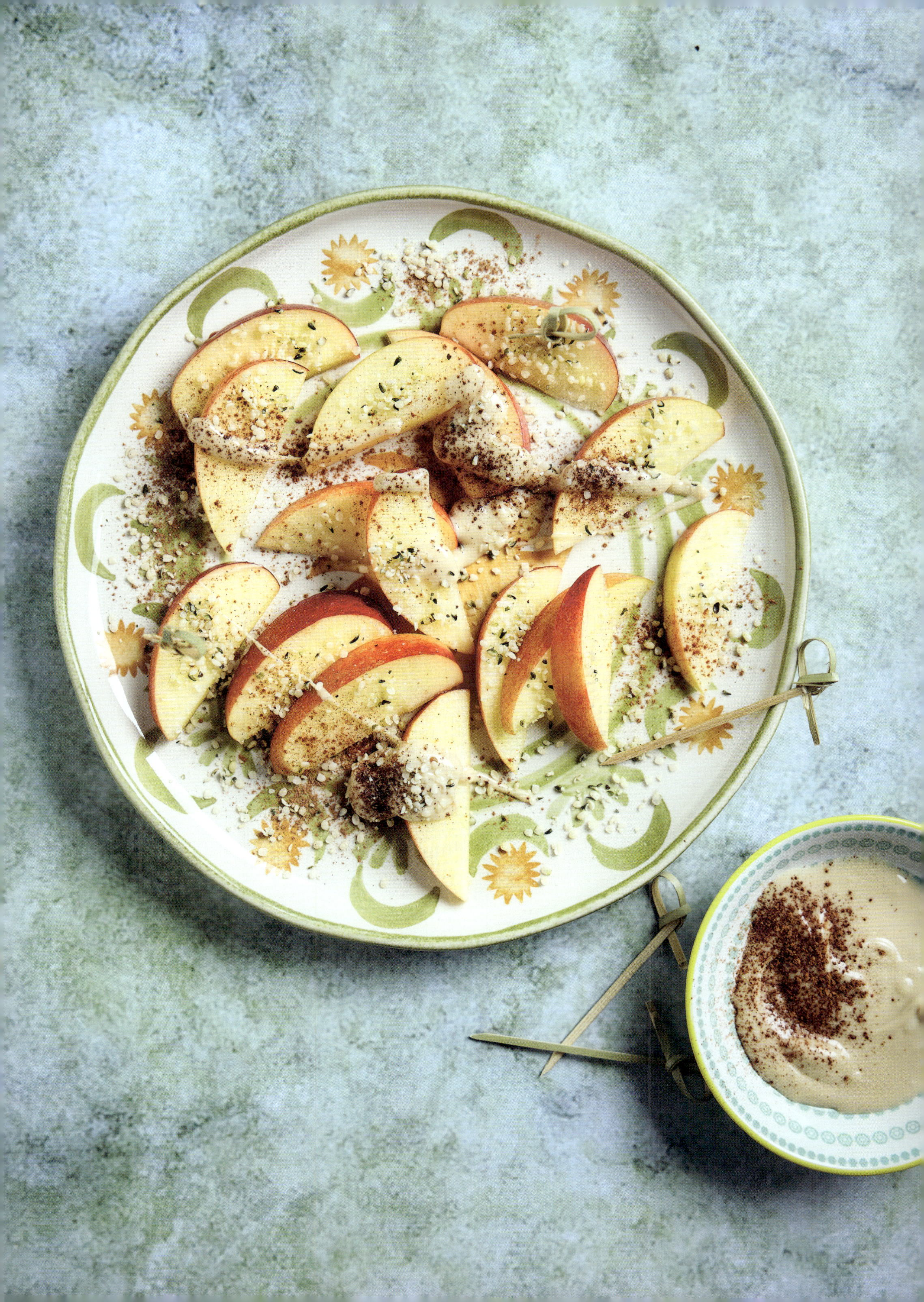

SCHOKO-CRUNCH-SANDWICH MIT BEEREN UND JOGHURT

Knusprige Schokoladen-Crunch-Schichten treffen auf cremig-frische Joghurt-Beeren-Füllung. Dieser hormonfreundliche Snack ist die perfekte Kombination aus Genuss und Nährstoff-Power. Vollgepackt mit Antioxidantien, Ballaststoffen und gesunden Fetten, sorgt er für lang anhaltende Sättigung und hilft, Heißhunger, hormonelle Stimmungsschwankungen und PMS-Gelüste sanft in den Griff zu bekommen.

VEGETARISCH ▪ EIWEISSREICH ▪ BALLASTSTOFFREICH ▪ ZUCKERFREI
NÄHRWERTE (PRO SANDWICH): 180 KCAL, KH 11 G, P 10 G, F 11 G, BAL 3–4 G
10 MINUTEN, KÜHLZEIT: 20 MINUTEN

ZUTATEN FÜR 4–6 STÜCK

FÜR DEN SCHOKO-CRUNCH
80 g Zartbitterschokolade (mind. 85 %)
1 TL Kokosöl
80 g ungesüßte Soja-Cornflakes oder gepuffte Quinoa
2 EL Pekannüsse, gehackt
1 TL gem. Zimt
1 TL Yaconsirup

FÜR DIE FÜLLUNG
150 g griechischer Ziegenjoghurt (oder eine vegane Alternative)
1 TL Yaconsirup oder Dattelmus
1 TL Abrieb von 1 Bio-Zitrone (optional)
100 g frische Beeren

AUSSERDEM
kleines Backblech oder Backform

1. Schokolade grob zerkleinern und mit dem Kokosöl im Wasserbad oder in der Mikrowelle schmelzen. Cornflakes, Nüsse, Zimt und Yaconsirup in einer Schüssel mischen. Die Schokolade zugeben und alles gut vermengen.
2. Ein kleines Backblech oder eine Backform mit Backpapier belegen.
3. Mit einem Esslöffel kleine runde Häufchen (ca. Ø 5 cm) auf das Backpapier setzen, leicht flach drücken. Das werden die Böden und Deckel. Im Kühlschrank ca. 20 Minuten fest werden lassen.
4. In der Zwischenzeit Joghurt mit Yaconsirup und Zitronenschale cremig rühren. Die Beeren verlesen, vorsichtig waschen und trocken tupfen. Beeren je nach Größe klein schneiden und unterheben.
5. Auf eine Crunch-Scheibe etwas Joghurtcreme geben, zweite Scheibe daraufsetzen, leicht andrücken. Im Kühlschrank aufbewahren und frisch genießen.

ANTIENTZÜNDLICHE SHORT FACTS

- Zartbitterschokolade und Zimt wirken antioxidativ, stimmungsaufhellend und hormonfreundlich.
- Pekannüsse und Hanfsamen sind entzündungshemmend und reich an Omega-3 -Fettsäuren.
- Ziegenjoghurt und Beeren fördern die Darmgesundheit und liefern wertvolle Polyphenole.

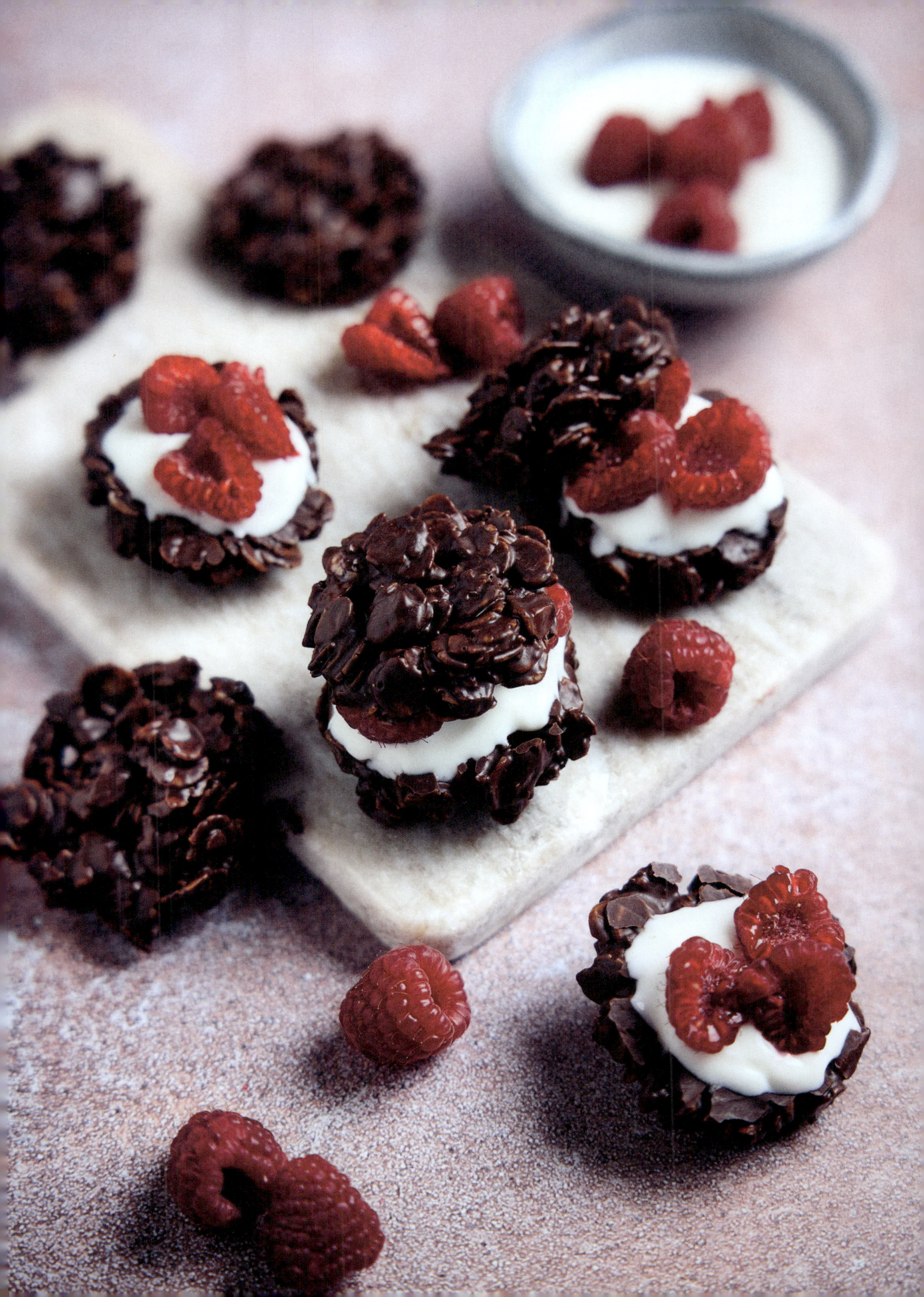

KÜRBIS-KICHERERBSEN-BÄLLCHEN

Diese Ofenbällchen aus Hokkaido-Kürbis und Kichererbsen sind außen knusprig und innen weich und saftig – eine einfache pflanzliche Alternative zu Hackbällchen, die lange satt macht. Perfekt als eiweißreicher Snack auf die Hand für unterwegs, fürs Meal Prep oder als warmes Topping auf Bowls und Salate.

VEGAN ▪ GLUTENFREI
NÄHRWERTE (PRO BÄLLCHEN): 55 KCAL, KH 6 G, P 2 G, F 2 G, BAL 2 G
40 MINUTEN

ZUTATEN FÜR CA. 15 STÜCK

1 Glas Kichererbsen (250 g Abtropfgewicht)
10 g glatte Petersilie
110 g Hokkaido-Kürbis
1 Knoblauchzehe
1 TL Salz
¼ TL schwarzer Pfeffer
¼ TL gem. Zimt
1 TL gem. Koriander

AUSSERDEM

Mixer oder Küchenmaschine

1. Den Backofen auf 200 °C Ober-/Unterhitze vorheizen. Ein Backblech mit Backpapier belegen.
2. Kichererbsen in ein Sieb geben, gut abspülen und abtropfen lassen. Petersilie waschen und die Blätter abzupfen. Hokkaido waschen, halbieren, die Kerne und faserigen Innenteile entfernen und den Kürbis in kleine Stücke schneiden. Knoblauch schälen und durch die Presse drücken.
3. Kichererbsen, Petersilie, Kürbis und Knoblauch zusammen in einem Mixer zu einer feinen Masse pürieren. Masse auf die Arbeitsplatte geben. Gewürze dazugeben und alles nochmals von Hand zu einem Teig verkneten. Den Teig in 15 Stücke teilen und jeweils zu Bällchen formen. Bällchen auf das Backblech legen und 20–25 Minuten goldbraun backen.

ANTIENTZÜNDLICHE SHORT FACTS

- Kichererbsen liefern pflanzliches Eiweiß.
- Kürbis liefert Ballaststoffe und Betacarotin.
- Kräuter und Gewürze liefern Polyphenole.
- Zimt und Koriander wirken entzündungshemmend und blutzuckerstabilisierend.
- Petersilie wirkt entgiftend und verdauungsfördernd.

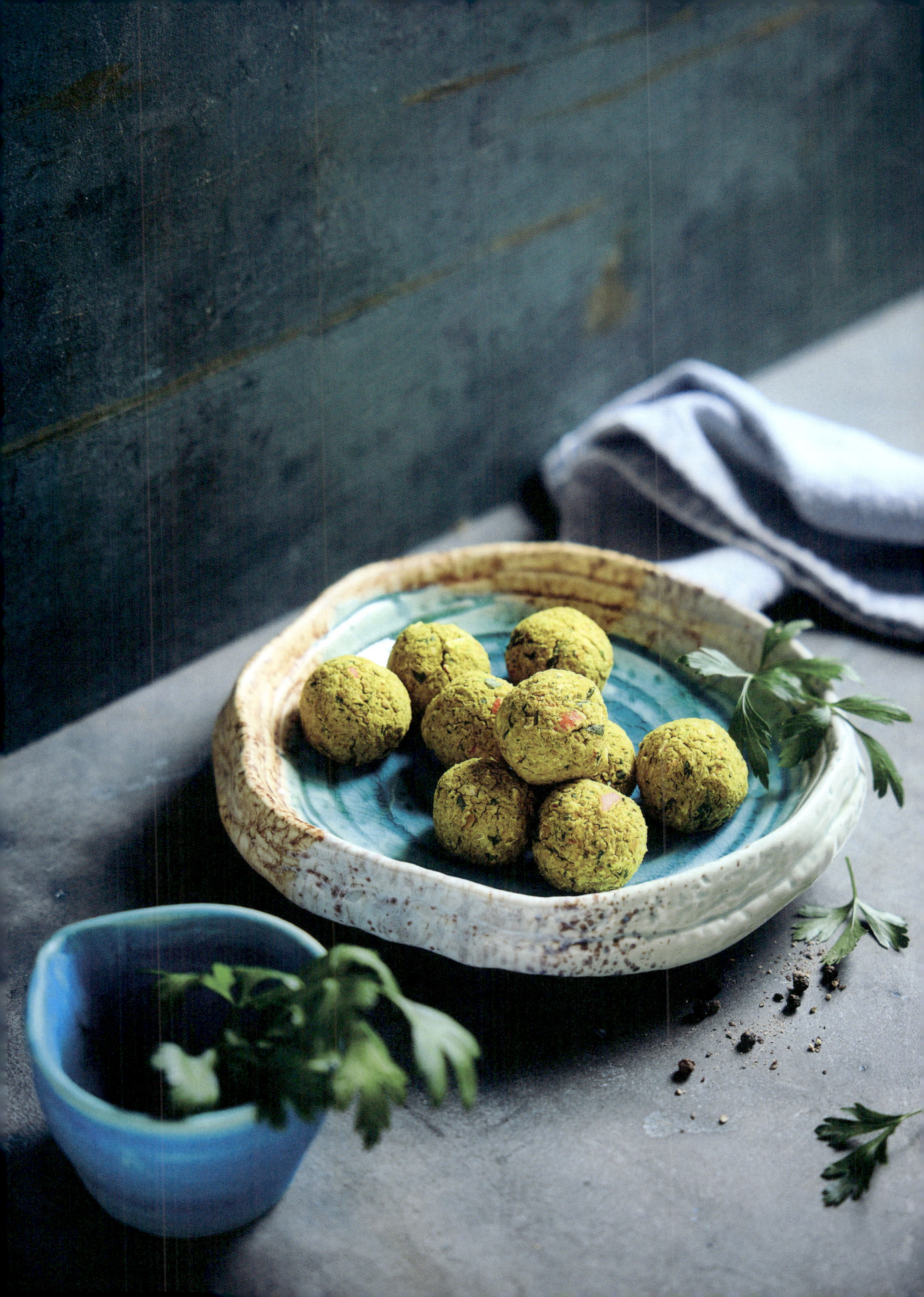

GEMÜSE-NUGGETS

Diese knusprigen Gemüse-Nuggets sind im Handumdrehen zubereitet und eine gesunde pflanzliche Alternative zu klassischen Fast-Food-Nuggets – beliebt bei Groß und Klein. Sie schmecken auch kalt hervorragend und eignen sich ideal für die Frühstücksbox, Lunchbox oder als Meal-Prep-Snack für unterwegs.

VEGETARISCH ▪ EIWEISSREICH ▪ DARMFREUNDLICH
NÄHRWERTE (PRO STÜCK): 65 KCAL, KH 6 G, P 3 G F 3 G, BAL 2 G
30 MINUTEN

ZUTATEN FÜR CA. 12 STÜCK

½ Zwiebel
2 Knoblauchzehen
1 Paprikaschote
1 Dose gegarte Kichererbsen (400 g Abtropfgewicht)
1 Glas Bio-Mais (150 g Abtropfgewicht)
80 g Kichererbsenmehl
Saft von ½ Limette
1 TL gem. Kreuzkümmel
½ TL getr. Oregano
½ TL Paprikapulver
¼ TL Chilipulver
2–3 EL frische oder TK-Petersilie, gehackt
Kokosöl oder Ghee

AUSSERDEM

Schneidebrett
Küchenmaschine oder Stabmixer
Pfanne mit hohem Rand

1. Zwiebel und Knoblauch schälen und fein hacken. Paprika entkernen, waschen und in kleine Stücke schneiden. Kichererbsen und Mais jeweils in ein Sieb geben und gut abtropfen lassen.
2. Kichererbsen mit Kichererbsenmehl, Paprikawürfeln, Limettensaft, Gewürzen, Knoblauch, Petersilie und Zwiebel in einer Küchenmaschine oder von Hand in einer Schüssel zu einem Teig verarbeiten. Mais unterheben.
3. Aus dem Teig mit angefeuchteten Händen kleine Bällchen oder Nuggets formen. In einer Pfanne goldbraun ausbacken und auf Küchenpapier abtropfen lassen.

ANTIENTZÜNDLICHE SHORT FACTS

- Diese Nuggets enthalten entzündungshemmende Gewürze wie Kreuzkümmel, Oregano und Chili, ballaststoffreiche Hülsenfrüchte und frische Kräuter.
- Kichererbsen liefern pflanzliches Eiweiß und unterstützen die Östrogenbindung im Darm.
- Paprika wirkt antioxidativ und ist reich an Vitamin C.
- Die Limette bringt zusätzliche Polyphenole und Fruchtsäuren, die die Verdauung fördern.

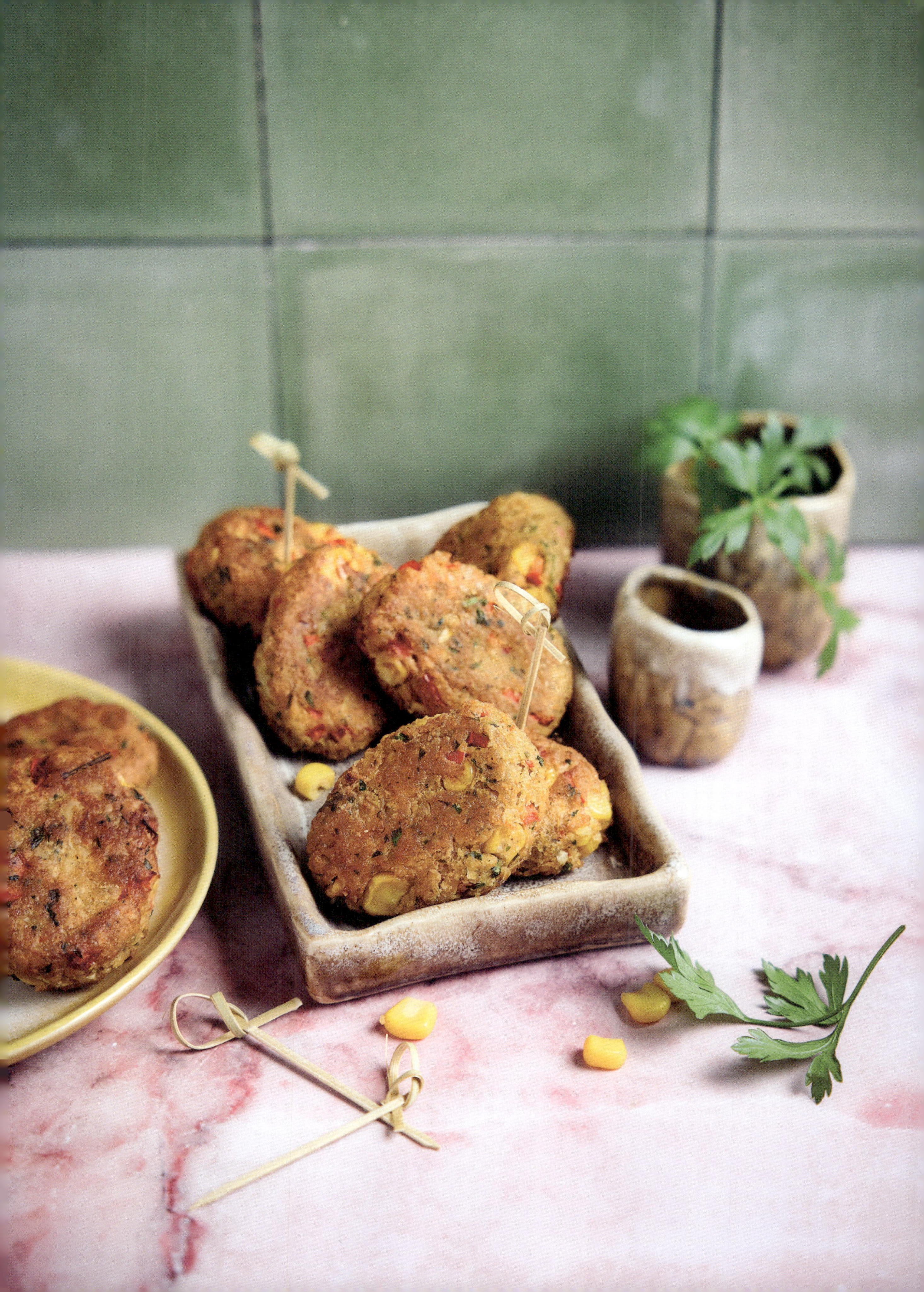

FRÜHSTÜCK

CARROT CAKE OVERNIGHT OATS

Diese Overnight Oats schmecken wie ein Stück Karottenkuchen zum Löffeln, nur in gesund! Dank der Kombination aus Hafer, pflanzlichem Joghurt, Pekannüssen und Gewürzen entsteht ein cremiges Frühstück, das sättigt, die Hormone unterstützt und den Darm stärkt. Durch das Fermentieren über Nacht wird der Hafer leichter verdaulich und der Blutzucker bleibt morgens stabil. Perfekt für alle, die morgens wenig Zeit haben, aber gut versorgt in den Tag starten wollen.

VEGAN ▪ GLUTENFREI

NÄHRWERTE (PRO PORTION): 415 KCAL, KH 32 G, P 26 G, F 15 G, BAL 7 G

10 MINUTEN, KÜHLZEIT: MINDESTENS 4 STUNDEN, OPTIMAL 6–12 STUNDEN

ZUTATEN FÜR 2 PORTIONEN

1 kleine Karotte
9 Pekannüsse
100 g glutenfreie, zarte Haferflocken
300 ml Pflanzendrink
150 g Sojajoghurt oder eine andere pflanzliche Alternative
30 g neutrales veganes Proteinpulver oder 3 EL des Proteinpulvers auf Seite 50
1 EL Chiasamen
2 TL Dattelmus oder Yaconsirup
1 TL gem. Zimt
1–2 EL ungeschwefelte Rosinen (optional)
1 TL weißes Mandelmus

AUSSERDEM

2 Schraubgläser

1. Die Karotte waschen und mit einer Gemüsereibe fein raspeln. Pekannüsse grob hacken.
2. Haferflocken, Pflanzendrink, Joghurt und alle weiteren Zutaten (außer Karotten und Pekannüsse) in einer Schüssel gut vermengen. Dann die Karottenraspel unterheben.
3. Mit Zimt abschmecken und bei Bedarf nachsüßen oder Rosinen zugeben. Die Masse auf zwei Schraubgläser verteilen und über Nacht im Kühlschrank aufbewahren.
4. Mit Pekannüssen und Mandelmus toppen.

ANTIENTZÜNDLICHE SHORT FACTS

- Karotten unterstützen den Östrogenabbau über den Darm.
- Zimt stabilisiert den Blutzucker und senkt Heißhunger.
- Mandelmus liefert entzündungshemmendes Vitamin E.
- Yaconsirup wirkt präbiotisch und unterstützt das Mikrobiom.

TIPP Verdopple die Menge und bereite dir dein Frühstück gleich für vier Tage vor – perfekt für einen stressfreien Start in den Tag! Für mehr Abwechslung kannst du zwischen Vanille-, neutralem oder selbst gemachtem Schoko-Proteinpulver wechseln. Du liebst es süß? Dann schmilz etwas Zartbitterschokolade und verteile sie statt der gehackten Nüsse als Topping auf die Gläser. Lass die Schokolade etwa 30 Minuten abkühlen, bevor du die Gläser verschließt und in den Kühlschrank stellst. Am nächsten Morgen erwartet dich eine köstlich feste Schokoschicht direkt über deinen cremigen Oats – wie ein Dessert zum Löffeln.

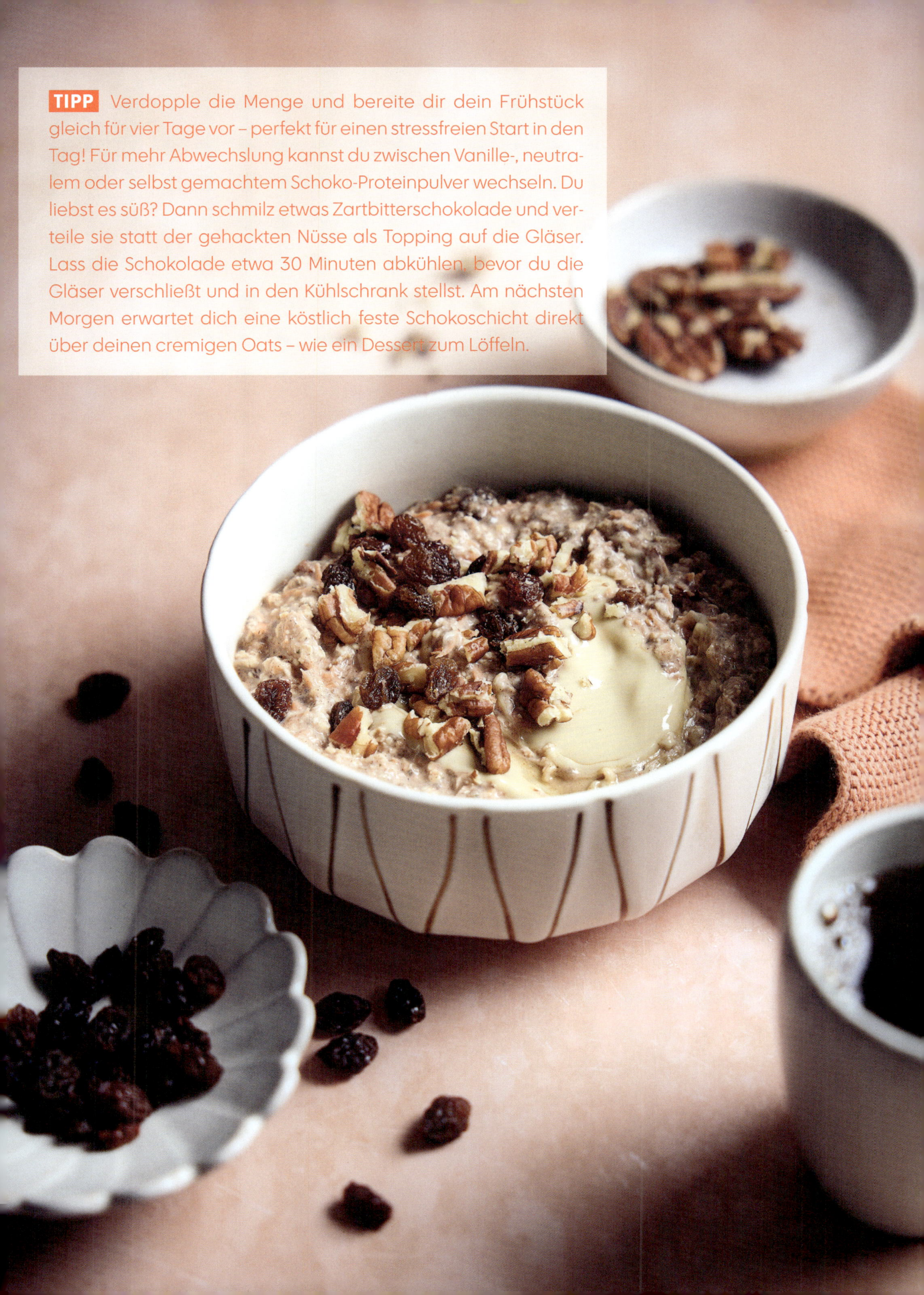

KAKAOPUDDING MOOD BOOST

Manchmal braucht es einfach Schokolade. Aber eben eine, die dich nicht aus der Balance bringt, sondern dir guttut. Dieser cremige Kakaopudding ist genau für solche Momente gedacht. Gute Laune zum Löffeln. Vollgepackt mit pflanzlichem Eiweiß, stimmungsaufhellendem Kakao und gesunden Fetten, die dich lange satt machen. Dank entzündungshemmender Zutaten wie Rohkakao, Chia und Haselnüssen wirkt er stabilisierend auf den Blutzucker, unterstützt bei hormonellem Ungleichgewicht (z. B. bei PMS, Endometriose oder Wechseljahren), ist stimmungsaufhellend und zellschützend – ein hormonfreundlicher Snack, der Körper und Haut gleichermaßen unterstützt.

VEGAN ▪ GLUTENFREI ▪ EIWEISSREICH ▪ BALLASTSTOFFREICH ▪ ZUCKERFREI

NÄHRWERTE (PRO PORTION): 391 KCAL, KH 27 G, P 15 G, F 24 G, BAL 12 G

5 MINUTEN, KÜHLZEIT: MINDESTENS 1 STUNDE

ZUTATEN FÜR 1 PORTION

100 g Seidentofu
100 g ungesüßter Kokosjoghurt
1 EL Rohkakao + etwas zum Bestäuben
1 EL Dattelmus
2 EL Chiasamen (ca. 20 g)
10 g Haselnüsse, gehackt

AUSSERDEM

Mixer

1. Seidentofu, Kokosjoghurt, Kakao, Dattelmus und Chiasamen in einen Mixer geben. Ca. 1 Minute glatt pürieren.
2. In eine Schüssel füllen und mit Kakao bestäuben. 1 Stunde kalt stellen oder über Nacht im Kühlschrank quellen lassen.
3. Vor dem Servieren mit gehackten Haselnüssen bestreuen.

ANTIENTZÜNDLICHE SHORT FACTS

- Seidentofu liefert pflanzliches Eiweiß und Isoflavone mit hormonregulierender Wirkung.
- Chiasamen enthalten entzündungshemmende Omega-3-Fettsäuren und viele Ballaststoffe.
- Rohkakao liefert Polyphenole und Magnesium – gut für Zellschutz und Nerven.
- Haselnüsse liefern gesunde Fette und antioxidatives Vitamin E.

TIPP Den Proteingehalt dieses Rezepts kannst du noch erhöhen, indem du 1 EL Proteinpulver (siehe Seite 50) integrierst. Dann etwas mehr Flüssigkeit (ca. 50 ml Pflanzendrink) ergänzen, damit die Konsistenz nicht zu fest wird.

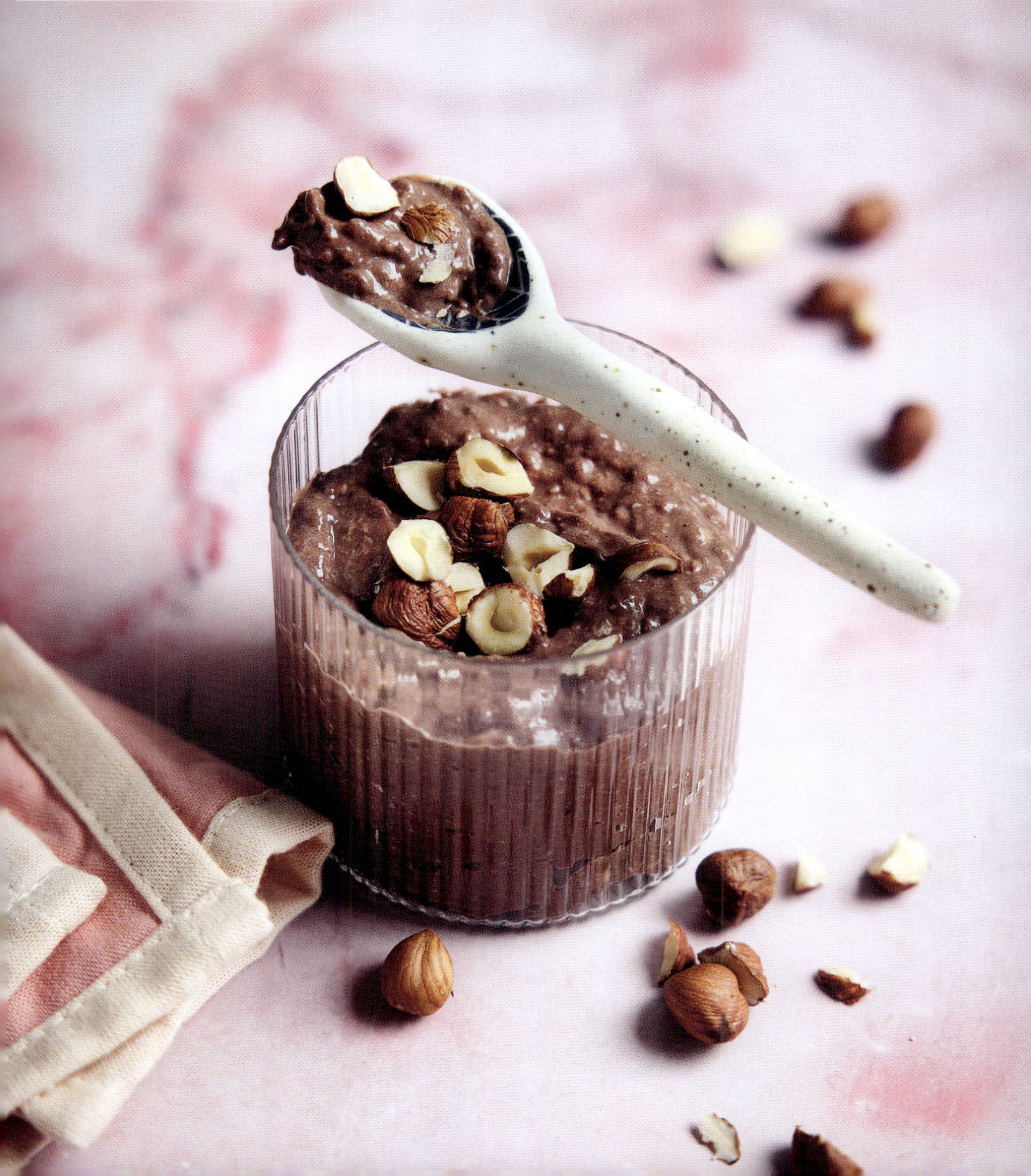

BERRY BLISS QUINOA PORRIDGE

Dieses cremige Frühstück bringt Farbe, Nährstoffe und Balance in den Morgen: Diese Bowl empfehle ich besonders Frauen mit Lipödem, Endometriose, PCOS oder Insulinresistenz, ebenso bei Hashimoto, PMS, hormoneller Erschöpfung und Verdauungsproblemen. Sie ist ideal für alle, die ihre Hormone unterstützen, den Blutzucker stabilisieren und das Immunsystem stärken möchten. Ideal für Tage mit Heißhunger oder Energietiefs, aber auch perfekt als Meal Prep.

VEGAN ▪ ZUCKERFREI ▪ DARMFREUNDLICH
NÄHRWERTE (PRO PORTION): 435 KCAL, KH 40 G, P 13 G, F 20 G, BAL 9 G
30 MINUTEN

ZUTATEN FÜR 2 PORTIONEN

FÜR DAS PORRIDGE
85 g weiße Quinoa
125 ml ungesüßter Mandeldrink
1 EL Yaconsirup
etwas gem. Vanille

FÜR DAS BEERENMUS
100 g frische oder TK-Beeren
1 TL Yaconsirup oder Dattelmus
1 TL Zitronensaft
½ TL Chiasamen

ZUM GARNIEREN (PRO PORTION)
1 TL Mandelmus
1 EL Hanfsamen
ein paar frische Beeren
geröstete Mandelblättchen oder Kokoschips (optional)

1. Quinoa gründlich waschen und mit Mandeldrink, Yaconsirup und Vanille in einem kleinen Topf aufkochen. Bei reduzierter Hitze ca. 12–15 Minuten köcheln lassen, bis die Quinoa weich und cremig ist. Ggf. etwas mehr Flüssigkeit ergänzen.
2. In der Zwischenzeit das Beerenmus zubereiten: Frische Beeren (Himbeeren, Heidelbeeren o. Ä.) verlesen, vorsichtig waschen und trocken tupfen. Mit Sirup und Zitronensaft in einem kleinen Topf leicht erwärmen und die Beeren dabei zerdrücken. Chiasamen einrühren und das Mus ca. 10 Minuten quellen lassen, bis es andickt.
3. Die fertige Quinoa in zwei Schüsseln füllen, das Beerenmus daraufgeben. Mit Mandelmus, Hanfsamen, frischen Beeren und ggf. Mandeln oder Kokoschips toppen. Lauwarm genießen oder kalt als Meal Prep vorbereiten.

ANTIENTZÜNDLICHE SHORT FACTS

- Quinoa enthält alle neun essenziellen Aminosäuren, welche bei hormonellen Schwankungen helfen.
- Chiasamen liefern entzündungshemmende Omega-3-Fettsäuren (ALA) und Ballaststoffe.
- Beeren und Zitronensaft liefern dir viele Antioxidantien, Polyphenole und Vitamin C, die deine Zellen schützen und deine Haut von innen unterstützen.
- Mandelmus und Kokos bringen gesunde Fette, Magnesium und Vitamin E. Dies sind wichtige Bausteine für Zyklusbalance.

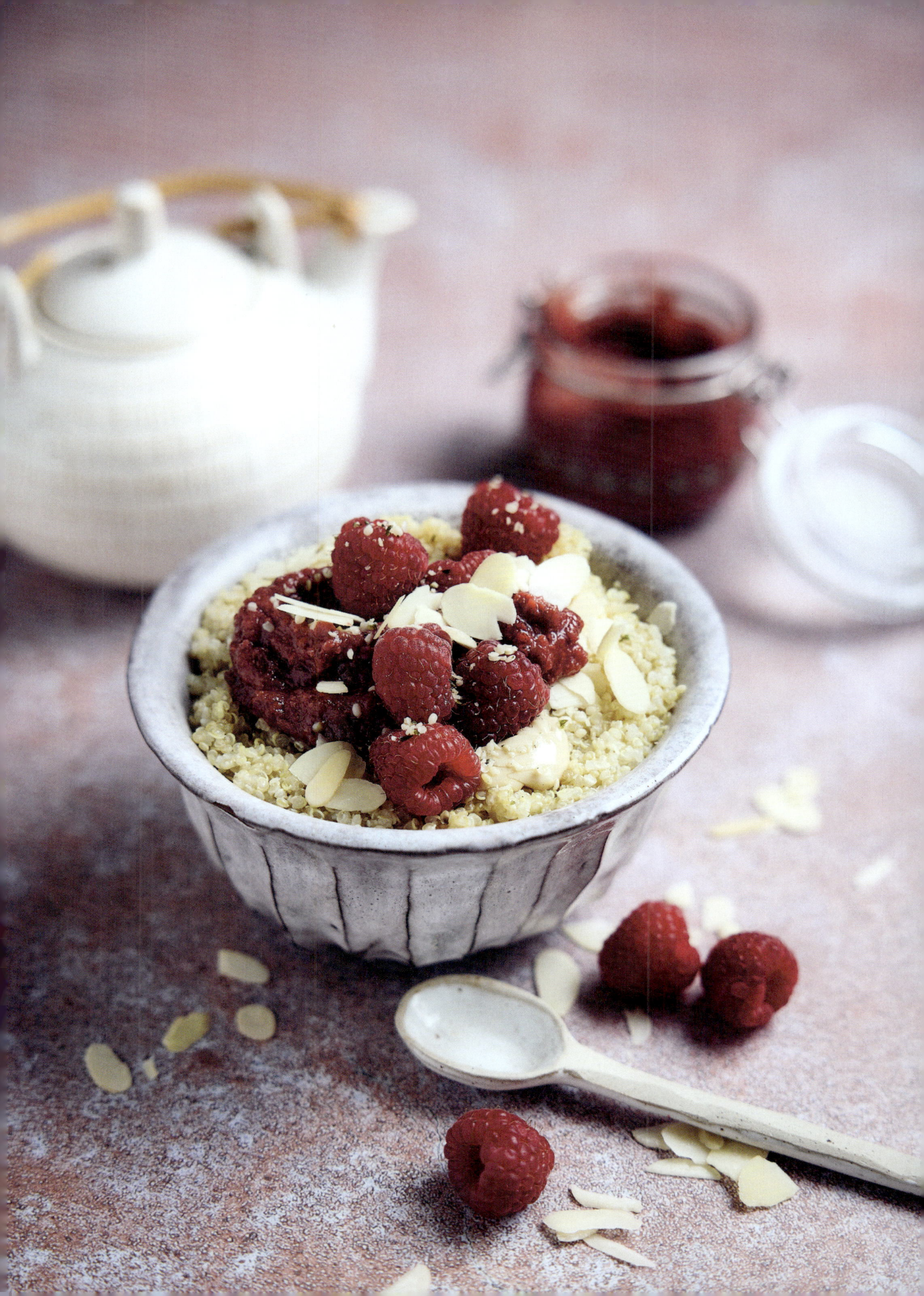

ESPRESSO OVERNIGHT OATS

Diese Espresso Overnight Oats sind für mich der perfekte Start in hormonaktive Tage: ein bisschen Soulfood und ein bisschen Selfcare, besonders für Frauen mit PCOS, Insulinresistenz oder Typ-2-Diabetes, da Zimt nachweislich den Blutzucker senken und die Insulinempfindlichkeit verbessern kann. Außerdem unterstützt die ballaststoffreiche Zusammensetzung (Hafer, Chia, Haferkleie) den Östrogenabbau und kann Zyklussymptome wie PMS lindern. Wenn du morgens schnell in die Gänge kommen willst und trotzdem hormonfreundlich frühstücken möchtest, ist dieses Rezept perfekt für dich.

VEGAN ▪ GLUTENFREI
NÄHRWERTE (PRO PORTION): 310 KCAL, KH 38 G, P 14 G, F 8 G, BAL 14 G
10 MINUTEN, KÜHLZEIT: MINDESTENS 12 STUNDEN

ZUTATEN FÜR 1 PORTION

FÜR DIE BASIS
1 Espresso
100 ml Pflanzendrink
1 TL Yaconsirup oder Dattelmus
1 TL gem. Zimt
1 EL Chiasamen
1 EL Haferkleie
40 g glutenfreie, zarte Haferflocken
1 Prise Salz

FÜR DAS TOPPING
etwas Pflanzendrink (für Milchschaum)
1 TL zuckerfreier Kakao (Rohkakao)

AUSSERDEM
1 Schraubglas
Kaffeemaschine
Milchaufschäumer

1. Espresso und Pflanzendrink in ein Schraubglas geben. Yaconsirup und Zimt einrühren.
2. Chiasamen, Haferkleie und Haferflocken zugeben und mit einem Löffel gut verrühren.
3. Glas verschließen und über Nacht im Kühlschrank aufbewahren. Am nächsten Tag einmal gut durchrühren, mit Milchschaum toppen, mit Kakaopulver bestreuen und sofort genießen.

ANTIENTZÜNDLICHE SHORT FACTS

- Haferflocken, Haferkleie und Chiasamen liefern komplexe Kohlenhydrate und Ballaststoffe – ideal für die Darmgesundheit.
- Zimt wirkt blutzuckerstabilisierend und hilft bei Stimmungsschwankungen.
- Kakao enthält Magnesium und Antioxidantien, welche wichtig für Zellschutz und Nervensystem sind.
- Espresso in Kombination mit Ballaststoffen sorgt für einen sanften Koffein-Kick ohne Blutzuckerschwankung.

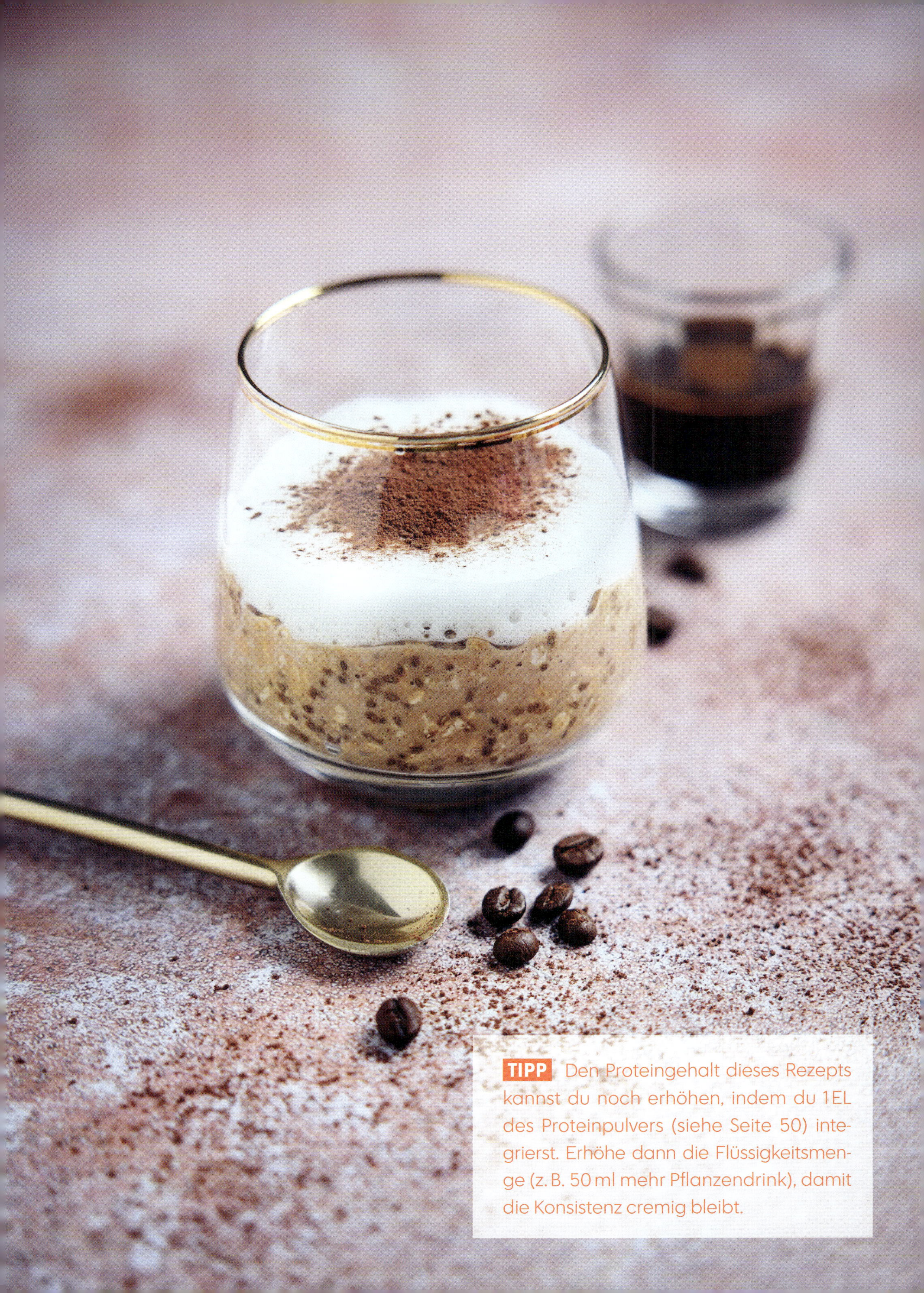

TIPP Den Proteingehalt dieses Rezepts kannst du noch erhöhen, indem du 1 EL des Proteinpulvers (siehe Seite 50) integrierst. Erhöhe dann die Flüssigkeitsmenge (z. B. 50 ml mehr Pflanzendrink), damit die Konsistenz cremig bleibt.

CREMIGES HIRSEFRÜHSTÜCK MIT APFEL, MANDEL UND ZIMT

Dieses cremige Hirsefrühstück ist mehr als ein warmer Start in den Tag: Zimt, Apfel, Hanfsamen und Mandelmus sorgen nicht nur für Geschmack, sondern bringen hormonfreundliche und antientzündliche Inhaltsstoffe direkt auf deinen Frühstückstisch. Ich empfehle dieses Frühstück Frauen mit entzündlicher Haut, Reizdarm- oder Histaminproblematik, Lipödem, PCOS, PMS oder in den Wechseljahren – oder wenn du deine Hormone ganzheitlich unterstützen möchtest.

VEGAN ▪ GLUTENFREI ▪ BALLASTSTOFFREICH ▪ DARMFREUNDLICH
NÄHRWERTE (PRO PORTION): 446 KCAL, KH 43 G, P 17 G, F 21 G, BAL 10 G
20 MINUTEN

ZUTATEN FÜR 1 PORTION

FÜR DEN HIRSEBREI
50 g Hirse
70 ml Mandeldrink
½ TL gem. Ceylon-Zimt

ZUM VERFEINERN
1 TL Yaconsirup (ca. 5 g) oder Dattelmus
etwas zusätzlicher Zimt nach Geschmack

FÜR DAS TOPPING
½ Apfel (in feinen Scheiben, ca. 75 g; alternativ Birnenscheiben)
50 g pflanzlicher Joghurt (z. B. Lupine oder Kokos)
1 EL Mandelblätter oder Mandelstifte (ca. 10 g)
1 TL Mandelmus (ca. 10 g)
1 TL Chiasamen (ca. 5 g)
1 EL Hanfsamen (ca. 10 g)

1. Für den Hirsebrei die Hirse in einem Sieb heiß abspülen. Mit 90 ml Wasser, Mandeldrink und Zimt in einem kleinen Topf aufkochen. Die Hitze reduzieren und unter gelegentlichem Rühren ca. 10–15 Minuten sanft köcheln lassen, bis die Hirse weich ist. Bei Bedarf etwas Wasser nachgießen. Hirsebrei in eine Schüssel geben und kurz abkühlen lassen.
2. Den Hirsebrei mit Yaconsirup oder Dattelmus und zusätzlichem Zimt nach Geschmack verfeinern.
3. Mit Apfelscheiben, pflanzlichem Joghurt, Mandelblättchen, Mandelmus, Chiasamen und Hanfsamen toppen. Lauwarm genießen – oder für später im Kühlschrank abgedeckt lagern.

ANTIENTZÜNDLICHE SHORT FACTS

- Hirse ist glutenfrei und liefert Eisen und Silizium – ideal für Haut, Haare und hormonelle Balance.
- Mandelmus, Hanfsamen und pflanzlicher Joghurt liefern pflanzliches Eiweiß und gesunde Fette, die lange sättigen und die Hormonproduktion unterstützen.
- Ceylon-Zimt, Chiasamen und lösliche Ballaststoffe stärken den Darm und helfen beim natürlichen Östrogenabbau.

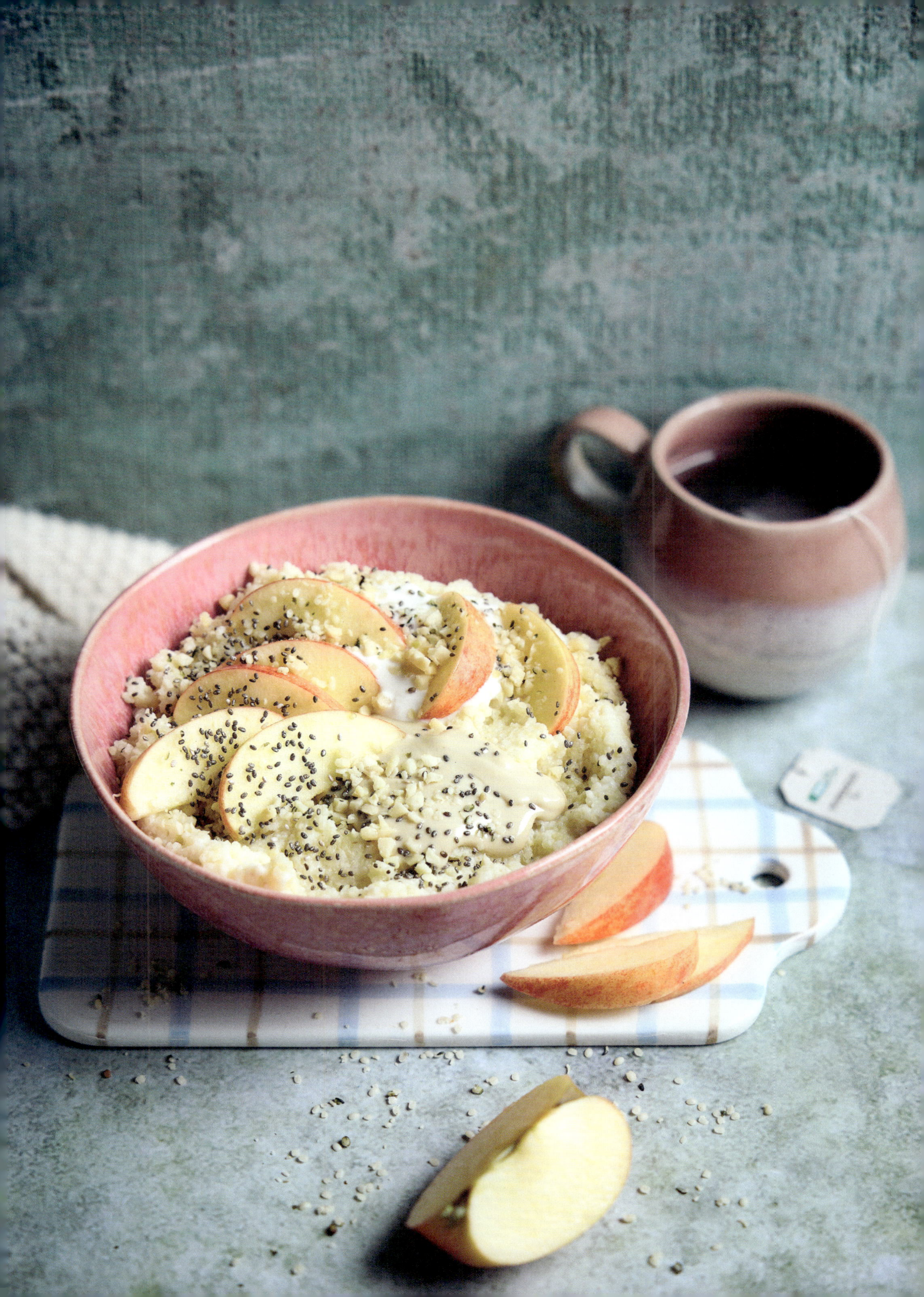

KOKOS-HIMBEER-PROTEIN-PORRIDGE

Dieser cremige Kokos-Porridge ist das perfekte Frühstück für alle, die morgens leicht, süß und trotzdem sättigend in den Tag starten wollen. Es kombiniert hochwertige pflanzliche Proteine mit ballaststoffreichen Samen, fruchtigen Himbeeren und mittelkettigen Fettsäuren (MCTs) aus Kokosmilch, die der Körper schnell als Energie nutzen kann. Ideal für hormonaktive Phasen, sportliche Tage und gegen Heißhungerattacken und Blutzuckerschwankungen.

VEGAN ▪ EIWEISSREICH ▪ GLUTENFREI ▪ ZUCKERFREI
NÄHRWERTE (PRO PORTION): 360 KCAL, KH 30 G, P 20 G, F 15 G, BAL 8 G
15 MINUTEN

ZUTATEN FÜR 2 PORTIONEN

FÜR DEN PORRIDGE
300 ml Kokosdrink
2 TL Chiasamen
Mark von ½ Vanilleschote
1 TL Dattelmus oder Yaconsirup
30 g neutrales pflanzliches Proteinpulver
40 g glutenfreie Haferflocken

FÜR DAS FRUCHTPÜREE
100 g frische oder TK-Himbeeren, Heidelbeeren oder Erdbeeren

FÜR DAS TOPPING
1 TL Kokosraspel
1 TL Mandelmus
1 TL geschrotete Leinsamen

AUSSERDEM
Pürierstab

1. Für den Porridge Kokosdrink, Chiasamen, das Mark der Vanilleschote und Dattelmus oder Sirup in einem kleinen Topf aufkochen.
2. Kurz abkühlen lassen, dann gründlich das Proteinpulver einrühren. Haferflocken unterrühren und 2–3 Minuten bei niedriger Hitze ziehen lassen.
3. Für das Fruchtpüree die Beeren pürieren.
4. Den Porridge auf zwei Schüsseln verteilen, die pürierten Beeren daraufgeben. Mit Kokosraspel, Mandelmus und geschroteten Leinsamen toppen und servieren.

ANTIENTZÜNDLICHE SHORT FACTS

- Chiasamen, Leinsamen und Hafer liefern lösliche Ballaststoffe für eine gesunde Darmflora.
- Kokosmilch enthält MCT-Fette, diese werden vom Körper etwas anders verarbeitet als viele andere Fette. Sie dienen vor allem als schneller Energielieferant.
- Himbeeren sind reich an Antioxidantien und unterstützen die Zellgesundheit.
- Das Proteinpulver unterstützt den Hormonstoffwechsel und fördert die Sättigung.

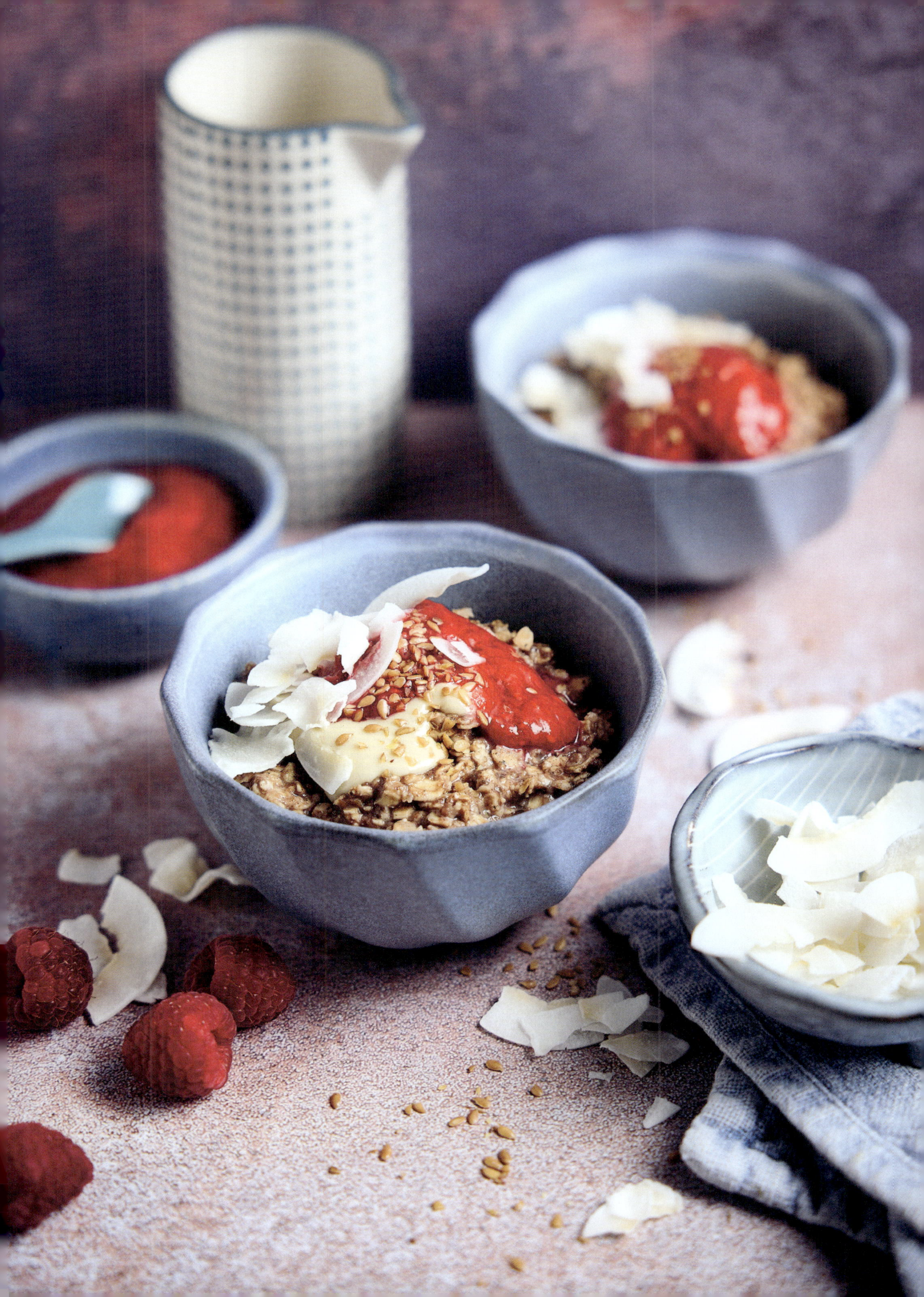

KICHERERBSEN-WRAP

Dieser Wrap ist schnell gemacht und kann auch als Mittag- oder Abendessen gegessen werden. Ideal für Frauen, die Beschwerden durch Endometriose, Lipödem, PCOS oder PMS haben – also alle, die mit stillen Entzündungen, hormonellen Schwankungen oder zyklusbedingten Beschwerden kämpfen. Auch bei Verdauungsbeschwerden oder in den Wechseljahren unterstützt er.

VEGAN ▪ EIWEISSREICH ▪ GLUTENFREI ▪ BALLASTOFFREICH
NÄHRWERTE (PRO PORTION): 470 KCAL, KH 28 G, P 16 G, F 28 G, BAL 10 G
25 MINUTEN

ZUTATEN FÜR 1 PORTION

FÜR DEN WRAP
60 g Kichererbsenmehl
1 TL Olivenöl
1 Prise Salz

FÜR DEN BELAG
1 Handvoll Rucola
½ Avocado
50 g Tomaten-Basilikum-Creme (siehe Seite 44)
1 TL Zitronensaft
1 TL Olivenöl zum Backen

1. Für den Belag Rucola waschen, abtropfen lassen und in mundgerechte Stücke schneiden. Mit einem Löffel das Avocadofruchtfleisch herausnehmen, klein schneiden und Avocado mit etwas Zitronensaft beträufeln, damit sie nicht braun wird, beiseitestellen.
2. Für den Wrap in einer Schüssel Kichererbsenmehl, 100 ml Wasser, Olivenöl und Salz zu einem dünnen Teig verrühren.
3. Olivenöl in einer Pfanne erhitzen, den Teig hineingeben und mit der Rückseite eines Löffels verteilen. Backen, bis sich Bläschen bilden. Wenn der Wrap von unten fest ist, wenden und 2 Minuten von der anderen Seite ausbacken.
4. Aus der Pfanne nehmen und mit der Basilikum-Tomaten-Creme bestreichen. Rucola mittig auf dem Wrap verteilen und mit den Avocadostücken belegen. Wrap vorsichtig zusammenrollen. In 2 Stücke schneiden und genießen.

ANTIENTZÜNDLICHE SHORT FACTS

- Die Basis aus Kichererbsenmehl liefert hochwertiges pflanzliches Eiweiß, Ballaststoffe und sekundäre Pflanzenstoffe wie Saponine, die entzündungshemmend und darmstärkend wirken.
- Das Olivenöl bringt wertvolle Omega-9-Fettsäuren und Polyphenole mit, die antioxidativ wirken und die Zellmembranen deiner Hormonrezeptoren schützen.
- Avocado liefert gesunde Fette und Vitamin E und enthält Glutathion, ein wichtiges Antioxidans, das die Leber bei Entgiftungsprozessen, wie zum Beispiel dem Abbau von Östrogen, unterstützt.
- Rucola liefert Bitterstoffe, die die Verdauung anregen, die Galleproduktion fördern und damit die Entgiftungsleistung verbessern.
- Die Basilikum-Tomaten-Creme rundet das Ganze mit Lycopin (aus Tomatenmark) und ätherischen Ölen (aus Basilikum) ab – zwei Stoffe, die nachweislich entzündungshemmend wirken.

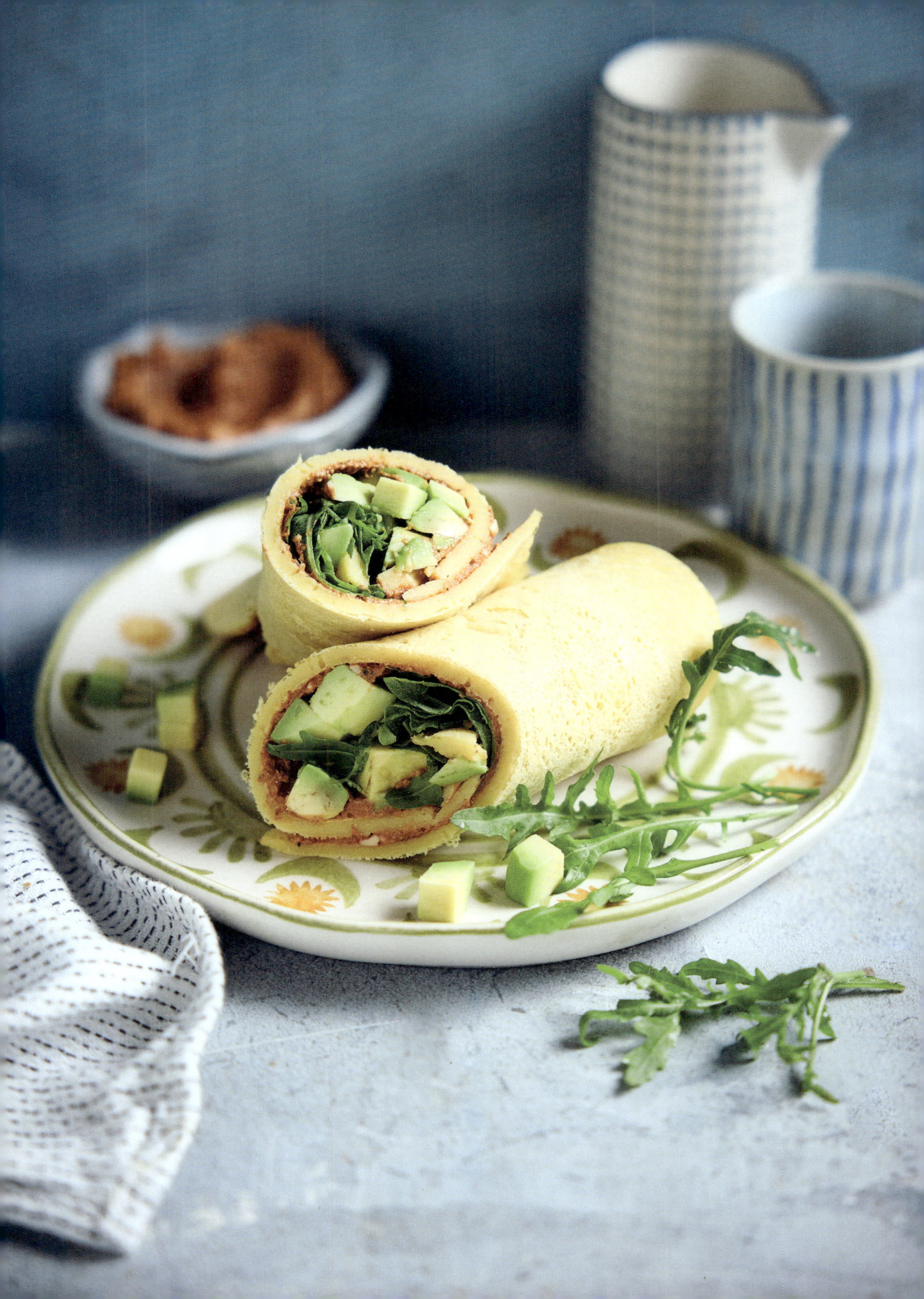

FRÜHSTÜCKS-OFEN-ONE-POT

Ein warmes, herzhaftes Frühstück direkt aus dem Ofen. Dieses One-Pot-Gericht kombiniert proteinreiche Kichererbsen, ofengeröstetes Gemüse und ein weich gegartes Ei zu einer nährstoffreichen Bowl, die den Blutzucker stabilisiert, vor Heißhungeranfällen schützt und Energie liefert, ohne zu beschweren. Ideal als wärmendes Comfort Food am Wochenende.

VEGETARISCH ▪ GLUTENFREI

NÄHRWERTE (PRO PORTION): 438 KCAL, KH 27 G, P 18 G, F 28 G, BAL 8 G (OHNE BROT)

35 MINUTEN

ZUTATEN FÜR 1 PORTION

10 Cocktailtomaten
5 braune Champignons
1 Dose Kichererbsen (ca. 70 g Abtropfgewicht)
2 EL Olivenöl
2 TL getr. italienische Kräuter
1 Ei
1 Scheibe glutenfreies oder Sauerteigbrot (optional)

AUSSERDEM

feuerfeste Pfanne oder kleine Auflaufform

1. Den Backofen auf 200 °C Umluft (Ober-/Unterhitze 220 °C) vorheizen.
2. Die Champignons putzen und halbieren. Tomaten waschen. Kichererbsen in ein Sieb geben und kurz abtropfen lassen.
3. Alles zusammen in eine feuerfeste Pfanne oder kleine Auflaufform geben. Olivenöl und getrocknete Kräuter darüber verteilen. Das Ganze 15 Minuten backen.
4. Pfanne oder Form aus dem Ofen nehmen und das Gemüse an den Rand schieben, in der Mitte eine Mulde formen. Das Ei in die Mulde aufschlagen. Nochmals ca. 7 Minuten backen, bis das Eiweiß gestockt, das Eigelb aber noch weich ist.

ANTIENTZÜNDLICHE SHORT FACTS

- Kichererbsen liefern hochwertiges Eiweiß.
- Olivenöl liefert viele einfach ungesättigte Fettsäuren und schützende Pflanzenstoffe, die Herz und Gefäße schützen.
- Tomaten enthalten Lycopin – einen antioxidativ wirkenden Pflanzenstoff.
- Das Ei liefert hochwertiges Protein und viele Mikronährstoffe. Es enthält jedoch auch Arachidonsäure, die bei entzündlichen Erkrankungen wie Rheuma und Endometriose problematisch sein kann. In diesem Fall kannst du das Ei einfach weglassen oder durch eine halbe Avocado ersetzen.

HINWEIS Tomaten, gereifte Pilze (wie Champignons) und Kichererbsen zählen zu den Lebensmitteln mit höherem Histaminpotenzial oder können körpereigenes Histamin freisetzen. Wer empfindlich auf Histamin reagiert, kann Tomaten durch gedämpfte Zucchini oder Kürbisstücke ersetzen, Champignons gegen frischen Brokkoli oder Spinat tauschen, Kichererbsen durch weiße Cannellinibohnen ersetzen.

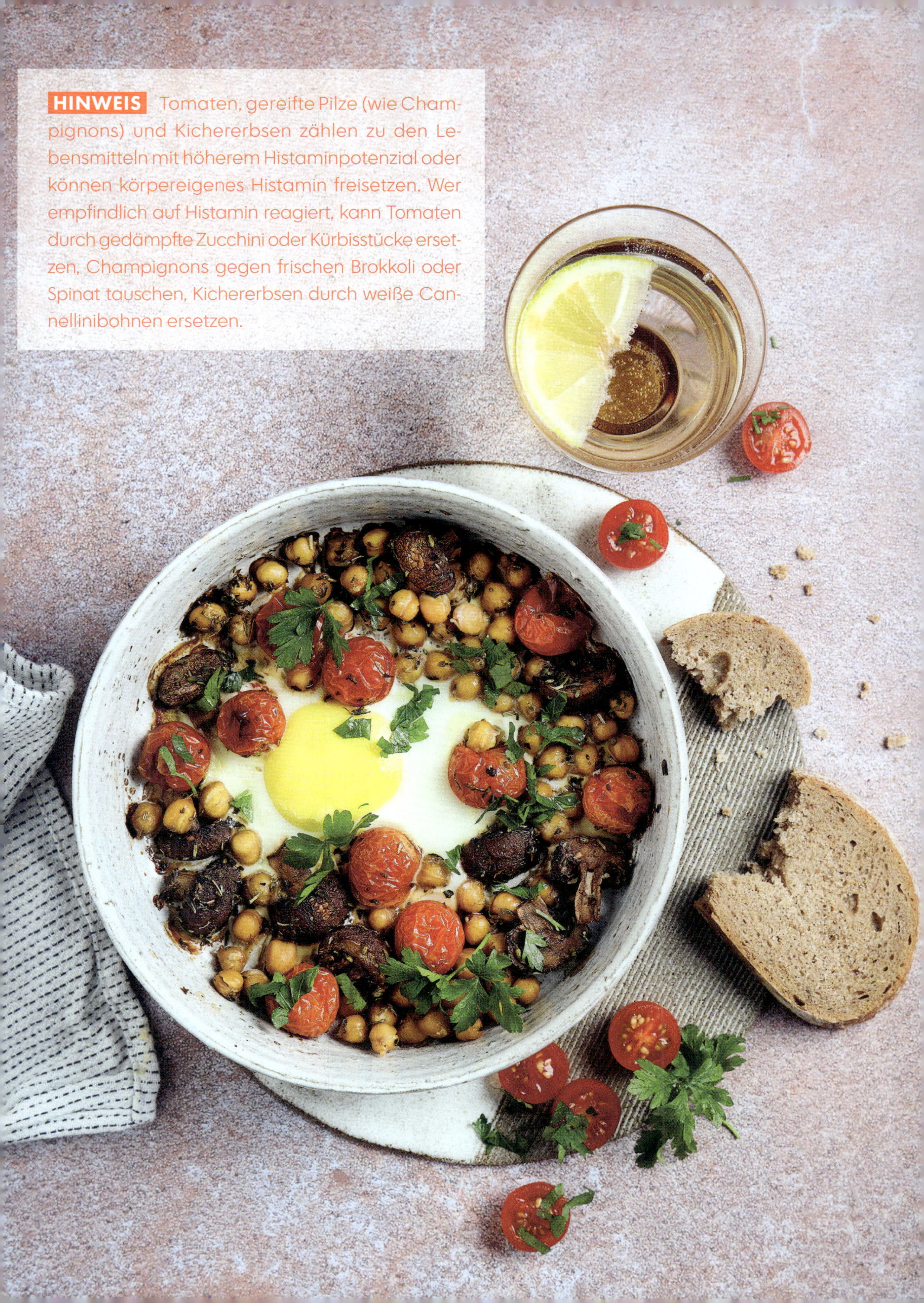

SALATE UND BOWLS

QUINOA-PILZ-BOWL

Eine leicht verdauliche, herzhafte Bowl voller pflanzlichem Protein, Eisen, Magnesium und sekundären Pflanzenstoffen. Perfekt für Tage, an denen du nährstoffreich und basisch in den Tag starten möchtest. Ein gutes Rezept für Frauen mit Zyklusbeschwerden, hormonellem Ungleichgewicht, Endometriose, Lipödem oder Wechseljahrbeschwerden. Wenn es morgens schnell gehen soll, kannst du die Quinoa bereits am Vorabend vorkochen.

VEGAN ▪ GLUTENFREI
NÄHRWERTE (PRO PORTION): 350 KCAL, KH 30 G, P 12 G, F 15 G, BAL 7 G
30 MINUTEN

ZUTATEN FÜR 1 PORTION

30 g Quinoa
150 ml Gemüsebrühe
1 Handvoll Babyspinat
150 g Champignons
1 kleine rote Zwiebel
1 TL Olivenöl
Salz und schwarzer Pfeffer
Saft von ¼ Zitrone

1. Die Quinoa in ein Sieb geben und gründlich waschen, bis das Wasser klar ist. Mit Gemüsebrühe in einen kleinen Topf geben und nach Packungsanweisung garen.
2. In der Zwischenzeit Spinat waschen und gut abtropfen lassen. Champignons putzen und in Scheiben schneiden. Zwiebel schälen und fein würfeln.
3. Olivenöl in einer Pfanne erhitzen und die Zwiebel darin glasig anschwitzen. Champignons zugeben und 2–3 Minuten mitbraten. Spinat hinzufügen und zusammenfallen lassen.
4. Quinoa abgießen, kurz abtropfen lassen, dann in die Pfanne geben und gut vermengen. Mit Salz, Pfeffer und Zitronensaft abschmecken, in einer Schale anrichten und servieren.

ANTIENTZÜNDLICHE SHORT FACTS

- Quinoa liefert alle essenziellen Aminosäuren, welche die Muskelregeneration und Hormonbalance unterstützen.
- Champignons enthalten Polysaccharide und entzündungshemmende Mikronährstoffe. Werden frische Champignons vor der Zubereitung etwa 30–60 Minuten mit der Lamellenseite nach oben in die Sonne gelegt, bilden sie vermehrt Vitamin D2.
- Zwiebel und Spinat fördern die Leberfunktion und den Östrogenabbau.
- Zitronensaft zählt trotz seines sauren Geschmacks zu den basenbildenden Lebensmitteln.

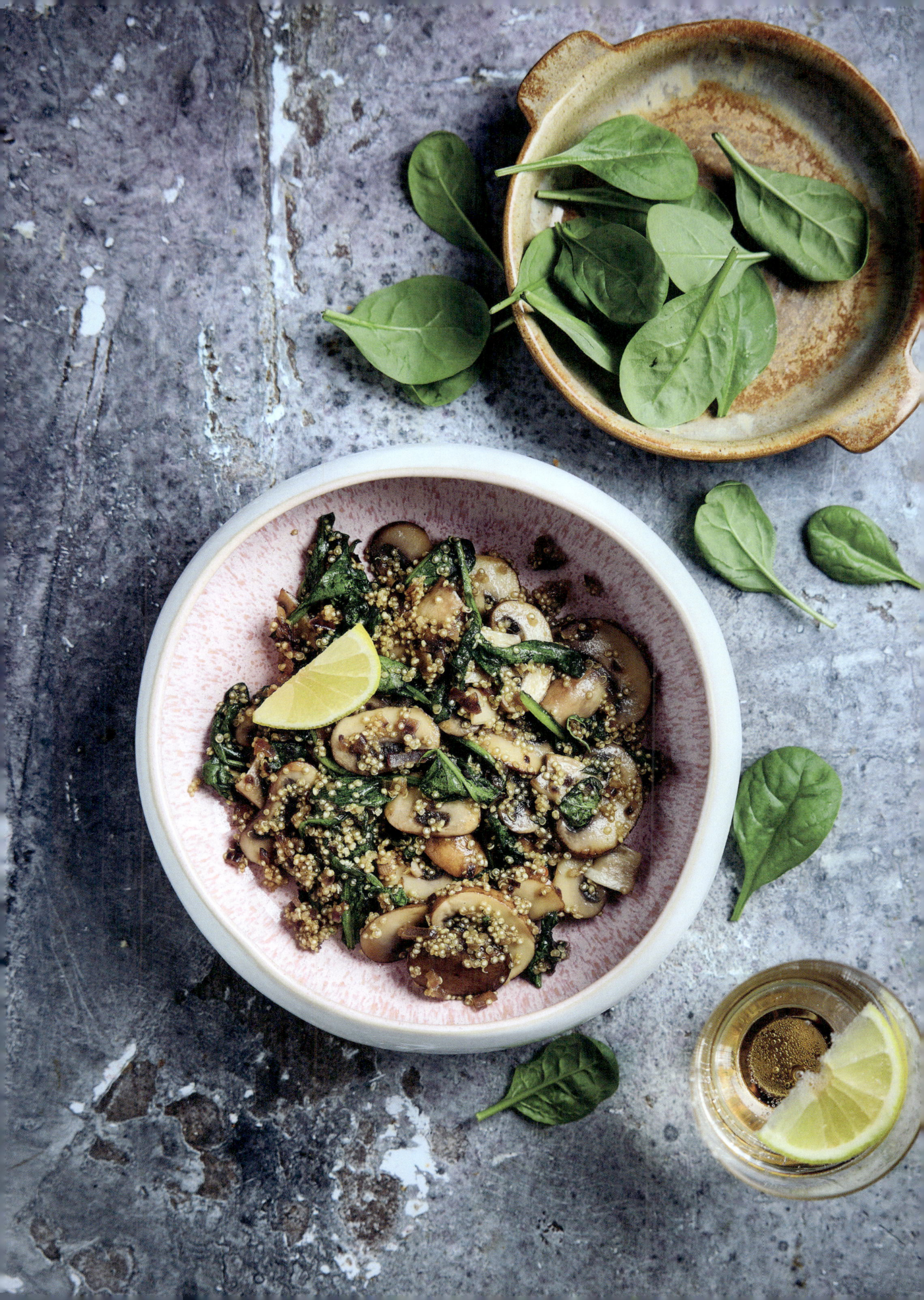

CRUNCHY RAINBOW-GEMÜSESALAT

Dieser bunte Ofensalat kombiniert warmes geröstetes Gemüse mit roh mariniertem Rotkohl, knusprigem Kichererbsen-Cashew-Topping und einem cremigen Erdnussdressing. Ideal als leichtes Mittag- oder Abendessen in hormonaktiven Phasen, bei Erschöpfung, Heißhunger – oder wenn du Farbe und Nährstoffe auf deinem Teller brauchst.

VEGAN ▪ EIWEISSREICH ▪ BALLASTOFFREICH

NÄHRWERTE (PRO PORTION): 466 KCAL, KH 36 G, P 10 G, F 32 G, BAL 9 G

1 STUNDE

ZUTATEN FÜR 2 PORTIONEN

FÜR DAS OFENGEMÜSE

1 Dose Kichererbsen (ca. 265 g Abtropfgewicht)
75 g Cashewkerne
2–3 EL Olivenöl
½ TL Salz
180 g Karotten (ca. 3 mittelgroße)
1 gelbe Paprikaschote
1 kleiner Brokkoli (ca. 150–200 g Röschen)
½ TL gem. Kurkuma

FÜR DEN ROHKOST-ROTKOHL

150 g Rotkohl

FÜR DAS DRESSING

1 EL ungesüßte Erdnussmus
1 EL milder Dijonsenf (optional)
1 TL Ahornsirup
1 EL Apfelessig oder Zitronensaft

1. Den Backofen auf 220 °C Ober-/Unterhitze vorheizen.
2. Für den Crunch Kichererbsen in ein Sieb geben, gut mit kaltem Wasser abspülen, abtropfen lassen und trocken tupfen. Kichererbsen mit Cashewkernen, 1 EL Öl und etwas Salz vermengen. Auf einem Backblech verteilen und 20–25 Minuten rösten, bis alles goldbraun und knusprig ist. Zwischendurch wenden.
3. Das Gemüse waschen. Karotten schälen und in feine Stifte schneiden, Paprikaschote entkernen und in Streifen schneiden, Brokkoli in kleine Röschen teilen. Mit restlichem Olivenöl, Kurkuma und Salz auf einem zweiten Backblech vermengen und ca. 20–25 Minuten rösten.
4. Für die Rohkost Rotkohl waschen, abtropfen lassen und in feine Streifen hobeln. Für das Dressing Erdnussbutter, Senf, Ahornsirup, Apfelessig und 2–3 Esslöffel Wasser glatt verrühren.
5. Den Rotkohl auf zwei Schalen verteilen. Das warme Ofengemüse darauf anrichten. Mit dem Dressing beträufeln und mit dem knusprigen Kichererbsen-Cashew-Topping bestreuen.

ANTIENTZÜNDLICHE SHORT FACTS

- Rotkohl liefert viele Anthocyane und andere Polyphenole, die antioxidativ wirken und vor oxidativem Stress schützen.
- Brokkoli enthält den Pflanzenstoff Sulforaphan, der Entgiftungsenzyme in der Leber aktivert und entzündliche Prozesse im Körper dämpfen kann.
- Karotten und Paprika liefern Beta Carotin und Vitamin C, wichtig für Zellschutz, Immunsystem und eine gesunde Haut.
- Der Pflanzenstoff Curcumin in Kurkuma wirkt entzündungshemmend, besonders in Kombination mit Fett und Pfeffer.
- Durch die Fette im Erdnussmus steigt der Blutzucker nicht so schnell an.

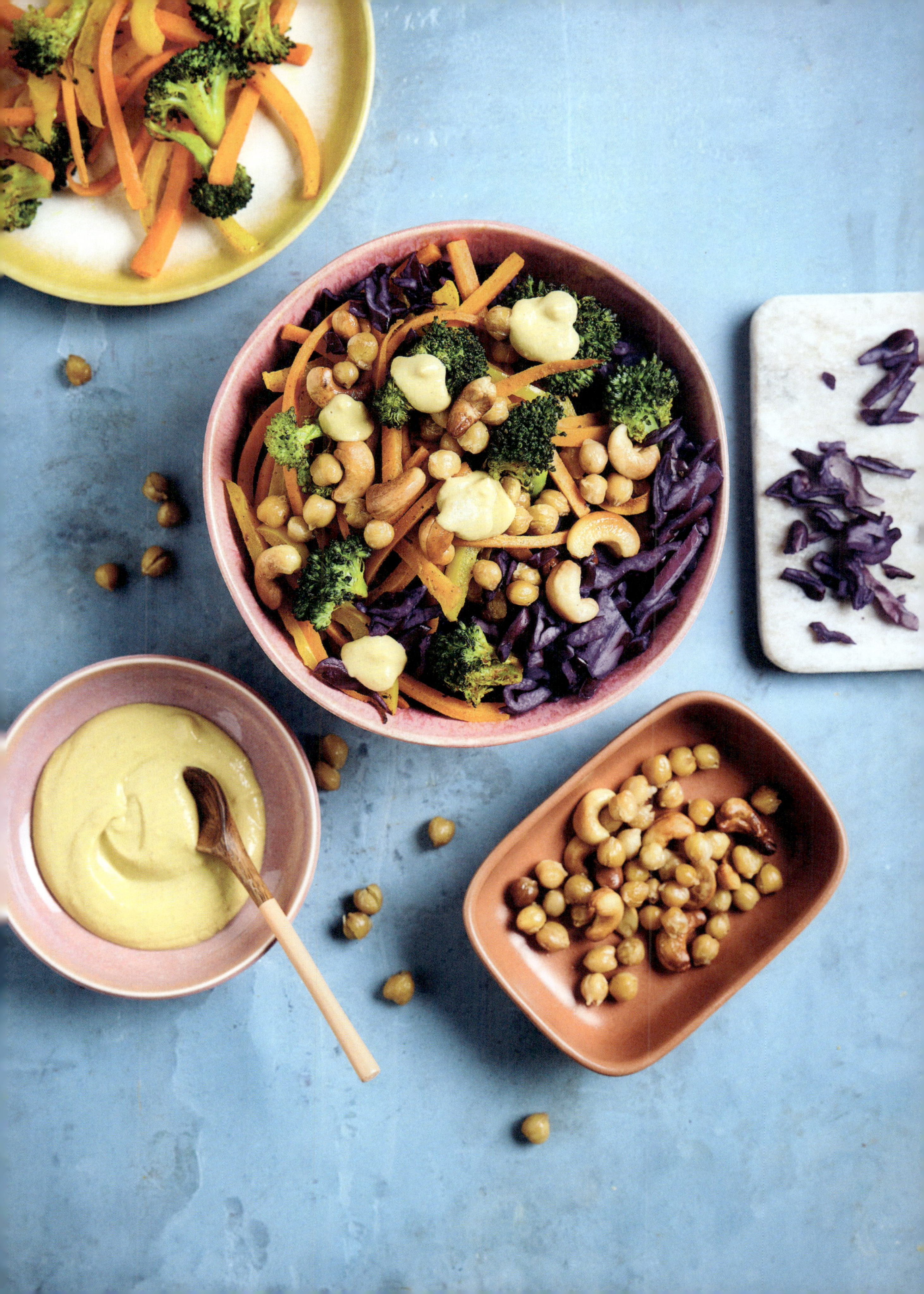

BAKED BOWL MIT SÜSSKARTOFFELN

Diese Bowl vereint geröstete Kurkuma-Süßkartoffeln, zartes Ofengemüse, frischen Rucola und ein cremiges Kräuterdressing zu einem wärmenden Wohlfühlgericht. Besonders für Frauen mit PMS, Östrogendominanz, hormonellen Schwankungen oder Entzündungsprozessen im Körper. Ideal für Tage, an denen du deinem Körper nährstoffreiche Energie schenken möchtest.

VEGAN ▪ GLUTENFREI ▪ DARMFREUNDLICH

NÄHRWERTE (PRO PORTION): 292 KCAL, P 9 G, KH 31 G, F 15 G, BAL 9 G

45 MINUTEN

ZUTATEN FÜR 2 PORTIONEN

FÜR DEN SALAT

1 mittelgroße Süßkartoffel
½ TL gem. Kurkuma
1 Prise gem. Zimt
1 TL Olivenöl
Salz und schwarzer Pfeffer
1 kleine Zucchini
100 g vorgegarte Rote Bete
3 EL Kürbiskerne
60 g Rucola

FÜR DAS DRESSING

½ reife Avocado
1 EL Zitronensaft
2 EL Wasser
1 TL Dijonsenf
1 EL Petersilie, gehackt
1 TL Dill, gehackt
Salz und schwarzer Pfeffer

AUSSERDEM

Mixer oder Pürierstab

1. Backofen auf 200 °C Ober-/Unterhitze vorheizen und ein Backblech mit Backpapier belegen.
2. Süßkartoffel waschen, schälen und in Würfel schneiden. Mit Kurkuma, Zimt, Öl, Salz und Pfeffer auf dem Backblech vermengen und 25–30 Minuten im Ofen rösten.
3. Zucchini waschen und in Scheiben schneiden, Rote Bete würfeln. Nach 10 Minuten Backzeit die Zucchinischeiben und Rote-Bete-Würfel mit aufs Blech legen und mitrösten. Kürbiskerne in einer fettfreien Pfanne anrösten.
4. In der Zwischenzeit alle Dressing-Zutaten in einem Mixer oder mit dem Pürierstab zu einer Soße verarbeiten.
5. Rucola waschen, abtropfen lassen und mittig durchschneiden, damit man ihn besser essen kann.
6. Den Rucola auf zwei Tellern verteilen. Das geröstete Gemüse daraufgeben und mit dem Dressing beträufeln. Mit Kürbiskernen bestreuen. Lauwarm oder zimmerwarm servieren.

ANTIENTZÜNDLICHE SHORT FACTS

- Kurkuma, Zimt, Rote Bete und Rucola liefern eine starke Kombination aus Antioxidantien, Bitterstoffen und entzündungshemmenden Pflanzenstoffen.
- Avocado versorgt mit gesunden Fetten und sekundären Pflanzenstoffen.
- Kürbiskerne liefern Zink, welches zu idealer Balance beiträgt.

TIPP Kürbiskerne lassen sich wunderbar auf Vorrat rösten und luftdicht lagern. Für noch mehr Eiweiß und gesunde Fette kannst du die Bowl zusätzlich mit 1 TL Hanfsamen toppen – das liefert dir ein vollständiges Aminosäurenprofil und entzündungshemmende Omega-3-Fettsäuren (ALA).

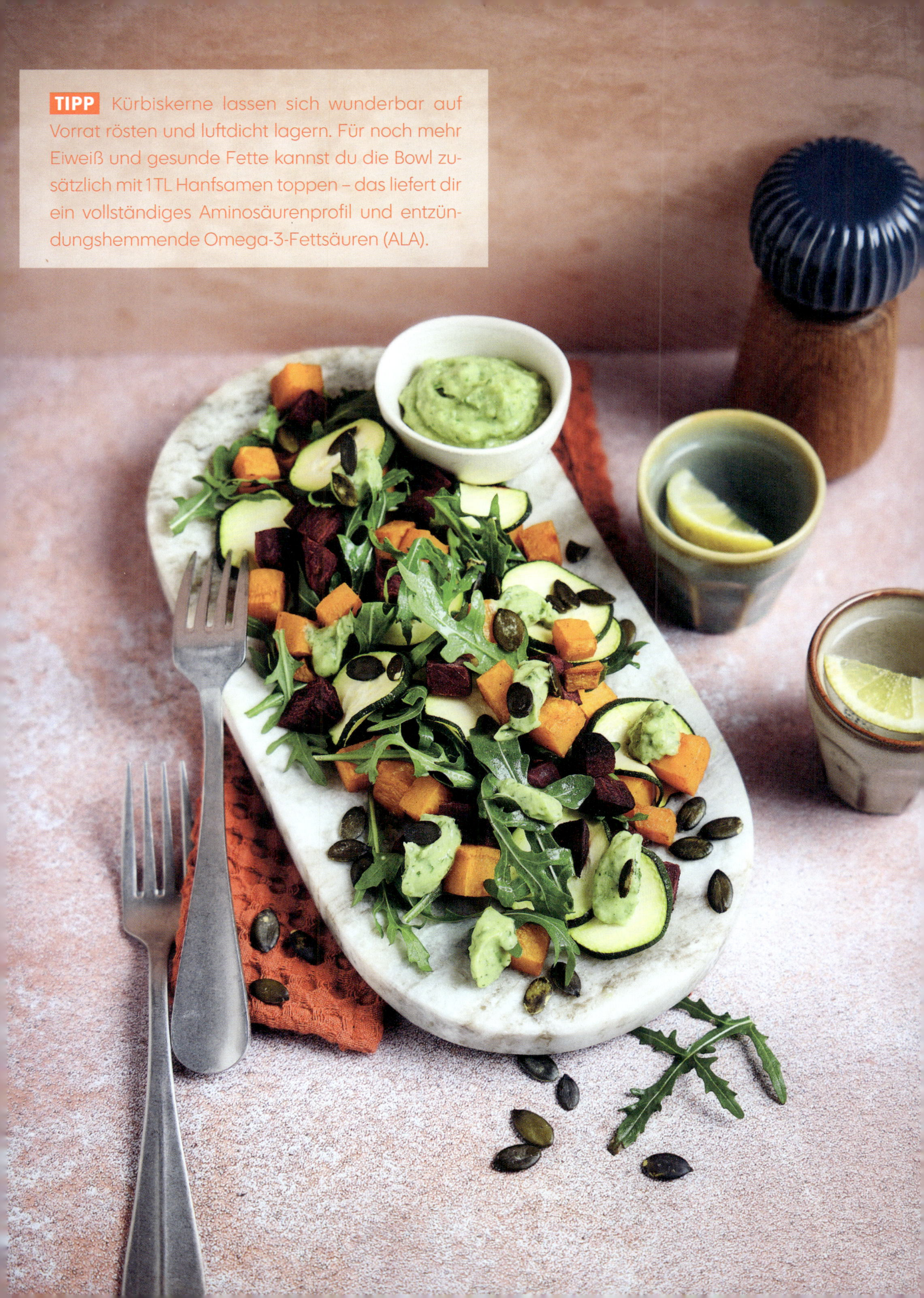

FEEL GOOD CRUNCH BOWL

Diese Bowl ist ein echtes Feel-Good-Rezept: frisch, bunt, knackig und vollgepackt mit pflanzlichem Eiweiß, Ballaststoffen und entzündungshemmenden Zutaten. Besonders für Frauen mit Insulinrestistenz und Diabetes, hormonellen Schwankungen, Verdauungsproblemen oder PMS. Perfekt als energiereiches, blutzuckerstabiles Mittagessen.

VEGAN ▪ GLUTENFREI ▪ DARMFREUNDLICH

NÄHRWERTE (PRO PORTION): 460 KCAL, KH 40 G, P 19 G, F 21 G, BAL 9 G

45 MINUTEN

ZUTATEN FÜR 2 PORTIONEN

FÜR DAS QUINOA-CRUNCH

90 g Quinoa
Salz
1 TL Olivenöl
1 TL Currypulver

FÜR DEN SALAT

220 g TK-Edamame
½ rote Paprikaschote
150 g Rotkohl
150 g Mango
½ Avocado
1 TL Zitronensaft
25 g frische Minze
2 Frühlingszwiebeln
2 TL schwarze Sesamsamen

FÜR DAS DRESSING

2 EL Erdnussmus
2 EL frischer Limettensaft
1 Msp. Chillipulver
1 Knoblauchzehe
1 EL frischer Ingwer
1 EL Tamari-Soße
1 EL Yaconsirup oder Dattelmus
60 ml Pflanzendrink nach Wahl

1. Den Backofen auf 180 °C Umluft (200 °C Ober-/Unterhitze) vorheizen.
2. Die Quinoa in ein Sieb geben, gut abspülen und anschließend nach Packungsanleitung kochen.
3. Anschließend abgießen und mit etwas Salz, Öl und Currypulver mischen. Auf einem mit Backpapier ausgelegten Blech 20–25 Minuten rösten, zwischendurch wenden.
4. Für den Salat Edamame mit heißem Wasser übergießen. Paprikaschote entkernen, waschen und würfeln. Rotkohl in Streifen hobeln.
5. Die Mango schälen und das Fruchtfleisch in Würfel schneiden. Das Fruchtfleisch aus der Avocado holen und in kleine Stücke schneiden. Mit dem Zitronensaft beträufeln.
6. Minze waschen, die Blätter abzupfen. Frühlingszwiebeln putzen und klein schneiden.
7. Für das Dressing alle Zutaten im Mixer glatt pürieren.
8. Edamame abgießen und mit Paprikaschote, Rotkohl, Mango, Avocado, Minze, Frühlingszwiebeln und Sesam in einer großen Schüssel vermengen. Geröstete Quinoa unterheben, mit dem Dressing beträufeln und servieren.

ANTIENTZÜNDLICHE SHORT FACTS

- Quinoa liefert ein vollständiges pflanzliches Eiweißprofil mit allen essenziellen Aminosäuren und sorgt für eine knusprige, ballaststoffreiche Grundlage.
- Edamame, Kohl und Mango bringen Polyphenole und Antioxidantien.
- Das Erdnuss-Ingwer-Dressing wirkt verdauungsfördernd.

TIPP Geröstete Quinoa lässt sich wunderbar vorbereiten: Einfach in größerer Menge rösten, vollständig abkühlen lassen und in einem luftdicht verschlossenen Glas oder Behälter aufbewahren. Als Meal Prep fürs Office das Dressing in einem Schraubglas separat mitnehmen.

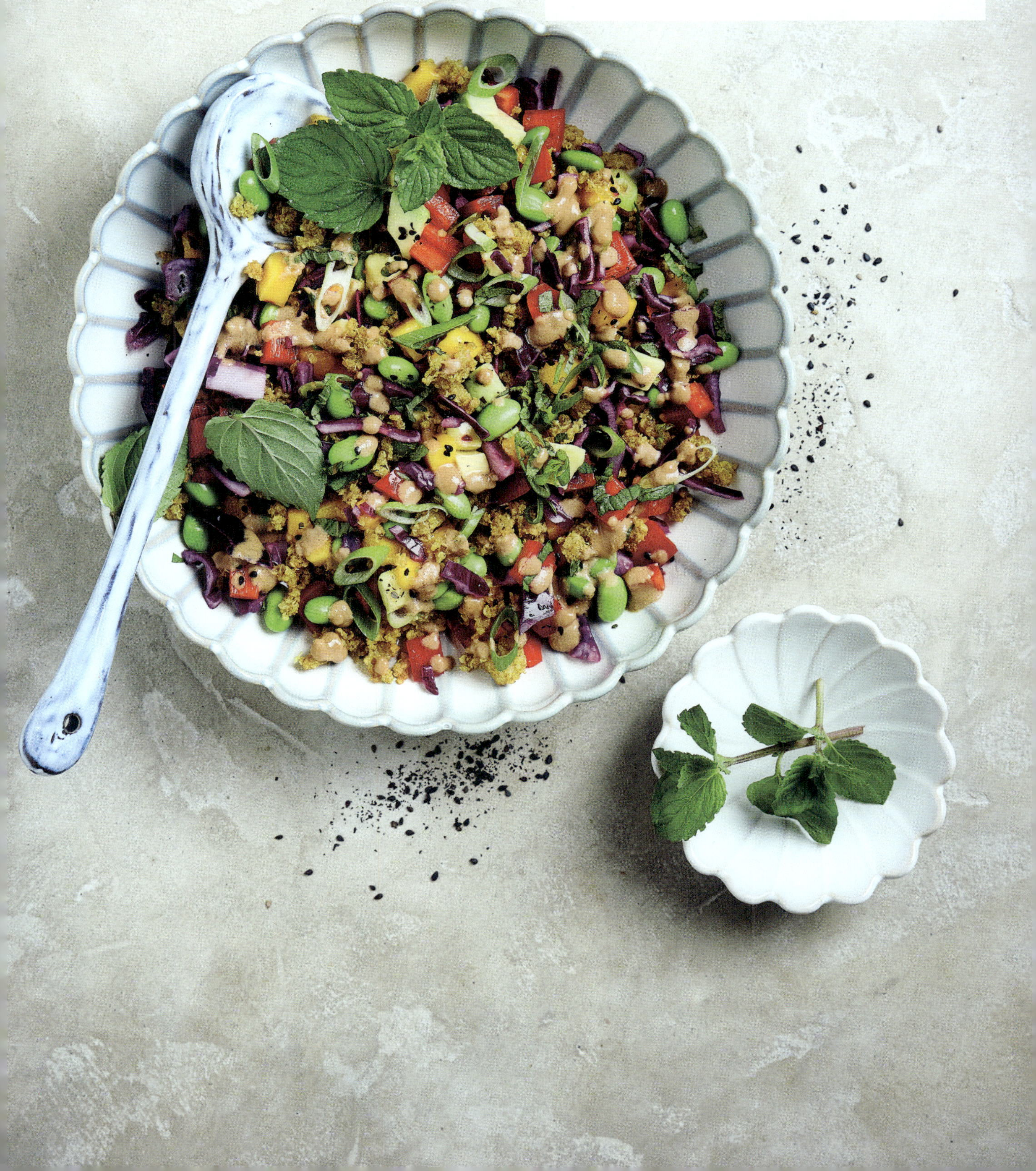

BEEREN-PROTEIN-BOWL

Diese Bowl bringt Farbe, Power und Genuss in den Winteralltag. Sie vereint pflanzliches Protein mit stillen Entzündungshemmern und verstecktem Gemüse – perfekt für Frauen mit Lipödem, Insulinresistenz, Hashimoto, Arthrose oder hormonellen Beschwerden.

VEGAN ▪ GLUTENFREI ▪ EIWEISSREICH ▪ DARMFREUNDLICH

NÄHRWERTE (PRO PORTION): 510 KCAL, KH 32 G, P 38 G, F 18 G, BAL 14 G

20 MINUTEN

ZUTATEN FÜR 1 PORTION

400 g TK-Beerenmischung (davon mind. 200 g Heidelbeeren für eine satte Farbe)
50 g Zucchini
30 g vorgegarte Rote Bete
1 Banane (ca. 120 g, gerne gefroren für Cremigkeit)
150 g ungesüßter Sojajoghurt
30 g veganes Vanille-Proteinpulver
2 EL Haferflocken (ca. 20 g; optional glutenfrei)
1 TL Flohsamenschalen (ca. 5 g)
1 EL geschälte Hanfsamen (ca. 10 g)
100 ml Wasser oder ungesüßter Pflanzendrink (z. B. Mandeldrink)

FÜR DAS TOPPING

1 EL Mandelmus oder Cashewmus
2 EL Granatapfelkerne
1 EL Walnüsse, grob gehackt
1–2 Paranüsse, grob gehackt
1 EL gefriergetrocknete Himbeeren oder Heidelbeeren
1 EL Zartbitterschokolade (85 %), grob gehackt

AUSSERDEM

Hochleistungsmixer

1. TK-Beeren auftauen lassen. Zucchini waschen, schälen und grob würfeln. Rote Bete grob zerkleinern.
2. Alle Zutaten der Bowl in den Mixer geben: Beeren, Zucchini, Rote Bete, Banane, Sojajoghurt, Proteinpulver, Haferflocken, Flohsamenschalen, Hanfsamen und Wasser oder Pflanzendrink cremig mixen, bis eine dickflüssige, glatte Konsistenz entsteht. Bei Bedarf etwas mehr Flüssigkeit zufügen.
3. Die Beeren-Creme in eine Schale füllen. Dann die Toppings dekorativ auf die Bowl geben: Mandelmus, Granatapfelkerne, Walnüsse, Paranüsse, gefriergetrocknete Beeren und Schokolade. Sofort frisch genießen.

ANTIENTZÜNDLICHE SHORT FACTS

- Omega-3-Quellen wie Hanfsamen und Walnüsse wirken entzündungshemmend.
- Ballaststoffe und Flohsamenschalen sind gut für Darmgesundheit und stabile Blutzuckerwerte.
- Rote Bete und Granatapfel liefern Antioxidantien für Gefäßschutz und Zellgesundheit.

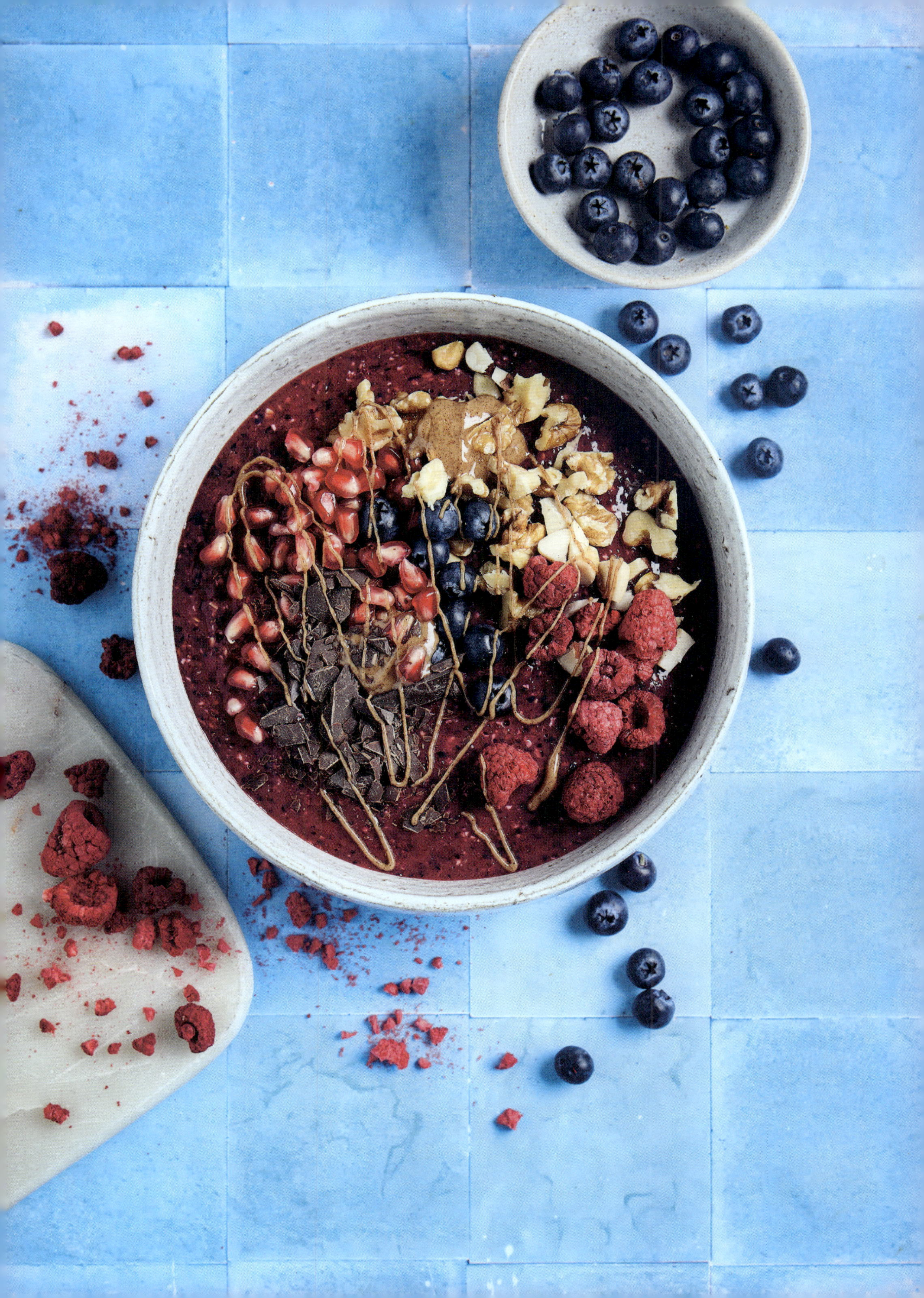

SUPPEN UND EINTÖPFE

BUNTER GEMÜSEEINTOPF

Dieser bunte Gemüseeintopf ist eine sättigende Mahlzeit voller Ballaststoffe, sekundärer Pflanzenstoffe und gesunder Kohlenhydrate. Er stärkt das Immunsystem, entlastet den Darm und sorgt gleichzeitig für ein Gefühl von angenehmer Leichtigkeit. Empfehlenswert während oder nach einer Erkältung. Die ätherischen Öle aus Fenchel, Thymian und Rosmarin wirken entkrampfend, schleimlösend und beruhigend bei Husten, Schnupfen oder einem empfindlichen Bauch. Perfekt für graue Tage oder wenn du deinem Körper etwas Gutes tun willst, ohne stundenlang in der Küche zu stehen.

VEGAN ▪ BALLASTOFFREICH ▪ DARMFREUNDLICH
NÄHRWERTE (PRO PORTION): 340 KCAL, KH 48 G, P 11 G, F 4 G, BAL 13 G
40 MINUTEN

ZUTATEN FÜR 4 PORTIONEN

1 rote Zwiebel
2 Knoblauchzehen
1 kleine Fenchelknolle
1 lila Karotte
1 gelbe oder rote Paprikaschote
1 kleine Zucchini
1 EL Olivenöl
1 TL frischer oder getr. Thymian
½ TL frischer oder getr. Rosmarin
½ TL frischer oder getr. Liebstöckel (optional)
1 TL Salz
schwarzer Pfeffer
1,2 l Gemüsebrühe (hefefrei, histaminarm)
150 g Brokkoliröschen
200 g Vollkornpasta
1 Handvoll Grünkohl (ca. 50 g), fein geschnitten
1 TL Zitronensaft oder Apfelessig
2 EL Petersilie, gehackt, zum Servieren

1. Zwiebel und Knoblauch schälen und fein würfeln. Fenchel halbieren, Strunk entfernen, Fenchel waschen und in feine Streifen schneiden. Karotte schälen, waschen und in Scheiben schneiden. Paprikaschote entkernen, waschen und würfeln. Zucchini waschen, längs halbieren und die Hälften in Scheiben schneiden. Brokkoli waschen und in kleine Röschen teilen. Grünkohl waschen und fein schneiden.
2. In einem großen Topf das Olivenöl erhitzen. Zwiebel darin glasig anschwitzen, dann Knoblauch, Fenchel, Karotte, Paprikaschote und Zucchini zugeben und 5–6 Minuten bei mittlerer Hitze anrösten.
3. Kräuter, Salz und Pfeffer zufügen und alles gut vermengen. Mit der Gemüsebrühe ablöschen und aufkochen. Brokkoli zugeben und bei mittlerer Hitze ca. 6–7 Minuten köcheln lassen.
4. Vollkornpasta zugeben und je nach Kochzeit der Nudeln weitere Minuten köcheln lassen. Wenn die Nudeln fast bissfest sind, Grünkohl und Zitronensaft unterrühren und weitere 2 Minuten ziehen lassen (nicht mehr kochen). In Schalen füllen und mit frischer Petersilie bestreuen.

ANTIENTZÜNDLICHE SHORT FACTS

- Lila Karotten und Grünkohl sind reich an antioxidativen Pflanzenstoffen.
- Fenchel und Thymian beruhigen die Verdauung und wirken ausgleichend.
- Zitronensaft fördert die Mineralstoffaufnahme und bringt Frische.

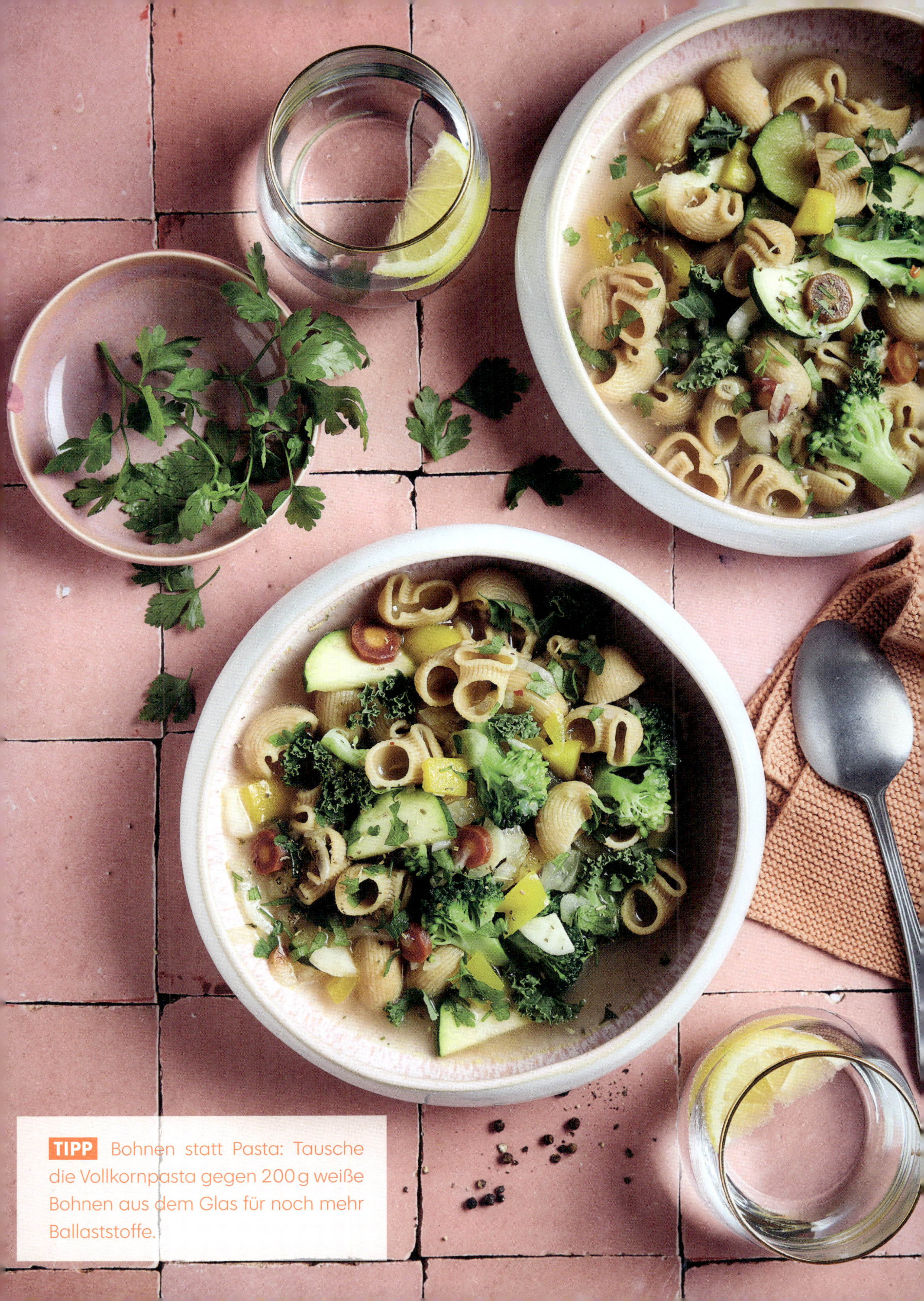

TIPP Bohnen statt Pasta: Tausche die Vollkornpasta gegen 200 g weiße Bohnen aus dem Glas für noch mehr Ballaststoffe.

GELBE ERBSENSUPPE

Diese gelbe Erbsensuppe ist ein wärmendes, eiweißreiches Abendessen, das den Blutzucker stabilisiert, den Darm entlastet und dich angenehm sättigt, ganz ohne Völlegefühl. Besonders für Frauen mit hormonellen Ungleichgewichten, Darmproblemen, Reizdarm oder entzündlichen Erkrankungen. Perfekt für hormonell sensible Tage oder als leichter Ausgleich nach einem langen Tag.

VEGAN ▪ EIWEISSREICH ▪ DARMFREUNDLICH

NÄHRWERTE (PRO PORTION): 310 KCAL, KH 30 G, P 20 G, F 10 G, BAL 9 G

30 MINUTEN, EINWEICHZEIT: 12 STUNDEN

ZUTATEN FÜR 4 PORTIONEN

400 g gelbe geschälte Erbsen
10 g frischer Ingwer
1 kleine rote Zwiebel
2 Knoblauchzehen
1 Bio-Zitrone
2 EL Olivenöl
1 TL gem. Kreuzkümmel
2 Lorbeerblätter
800 ml Gemüsebrühe
300 g Seidentofu
Salz und schwarzer Pfeffer
1 Bund Koriander (optional)

AUSSERDEM

Zestenreibe
Pürierstab oder Mixer

1. Die Erbsen über Nacht in reichlich Wasser einweichen. Am nächsten Tag abgießen und gründlich abspülen.
2. Ingwer, Zwiebel und Knoblauch schälen und fein hacken. Die Zitrone gründlich waschen und die Schale abreiben. In einem großen Topf das Olivenöl erhitzen, Ingwer, Zwiebel und Knoblauch darin anschwitzen. Kreuzkümmel einrühren und kurz anrösten, bis es duftet.
3. Erbsen, Lorbeerblätter und Gemüsebrühe hinzufügen, zum Kochen bringen, dann bei schwacher Hitze zugedeckt ca. 20 Minuten köcheln lassen. Bei Bedarf etwas Wasser nachgießen.
4. Eine Kelle der Suppe entnehmen und zusammen mit dem Seidentofu in einem Mixer fein pürieren. Die pürierte Mischung zurück in die Suppe geben, gut verrühren. Mit Zitronenschale, Salz und Pfeffer abschmecken.
5. Nach Belieben Koriander waschen, die Blätter abzupfen, hacken und die Suppe vor dem Servieren damit bestreuen.

ANTIENTZÜNDLICHE SHORT FACTS

- Gelbe Erbsen liefern pflanzliche Proteine und lösliche Ballaststoffe für eine gesunde Darmflora.
- Seidentofu bringt leicht verdauliches pflanzliches Eiweiß mit und ergänzt die Eiweißbausteine aus dem Getreide. So bekommt der Körper alle wichtigen Aminosäuren (Grundbausteine der Proteine).
- Ingwer hat entzündungshemmende und verdauungsfördernde Eigenschaften.
- Kreuzkümmel unterstützt die Leber und reduziert Blähungen.
- Zitronenschale liefert viele Antioxidantien und ihre Bitterstoffe können die Bildung von Verdauungssäften anregen.

TIPP Der Seidentofu kann gegen 125 g der Zitronen-Cashewcreme aus dem Basis-Rezeptteil (siehe Seite 42) ausgetauscht werden.

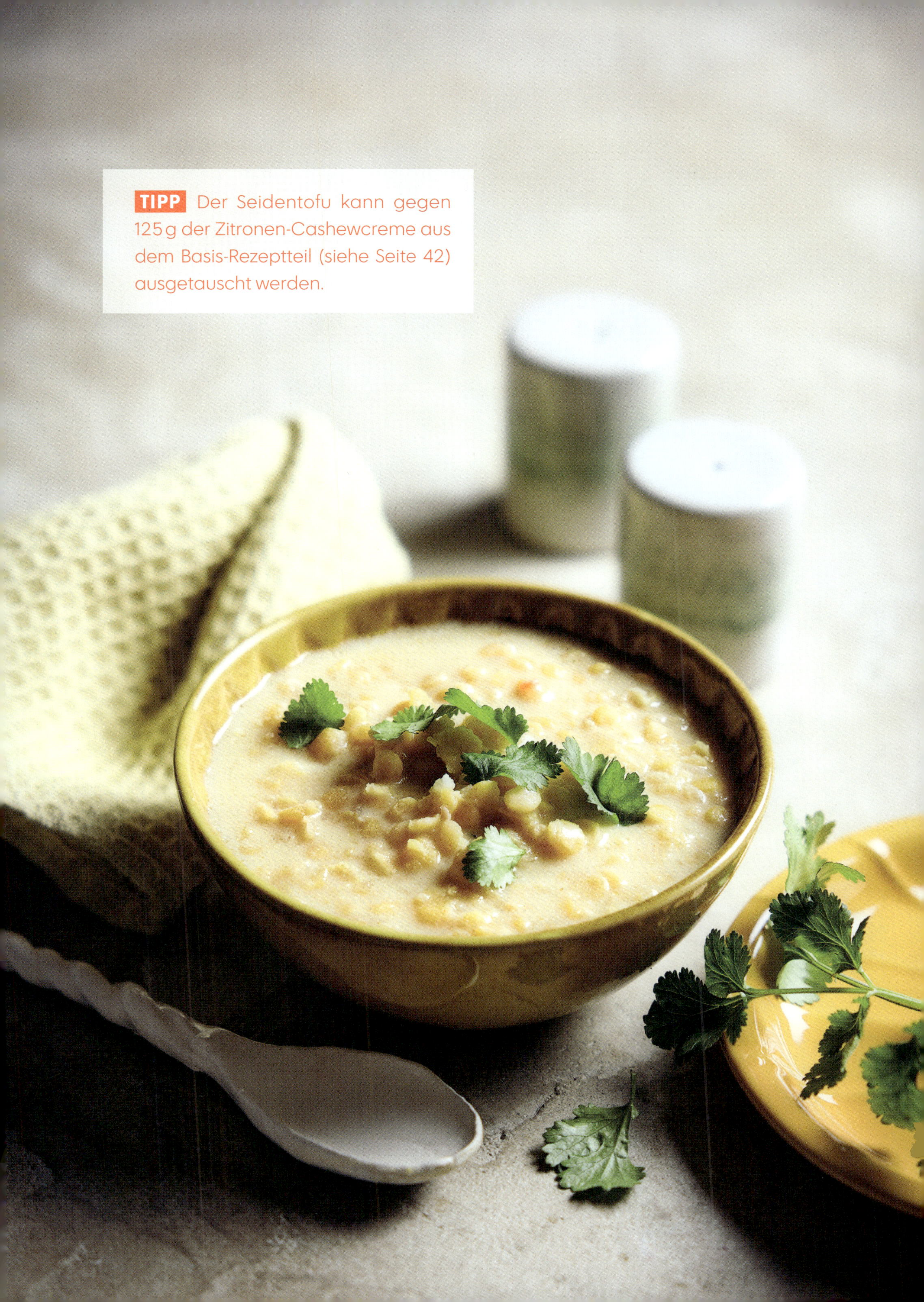

LINSENSUPPE MIT TOFU

Die cremige Linsensuppe mit Zitrusnote wärmt von innen, sättigt angenehm und liefert eine Extraportion pflanzliches Eiweiß. Der marinierte Tofu sorgt für ein aromatisches Topping und bringt hormonfreundliche Isoflavone ins Spiel – perfekt für alle, die sich stärken möchten.

VEGAN ▪ EIWEISSREICH
NÄHRWERTE (PRO PORTION): 410 KCAL, KH 34 G, P 17 G, F 21 G, BAL 8 G
35 MINUTEN

ZUTATEN FÜR 3 PORTIONEN

150 g Tofu
2 Knoblauchzehen
1 EL Olivenöl
1–2 TL dunkler Balsamicoessig
1 Handvoll Koriander, fein gehackt
1 Zwiebel
1 kleines Stück Ingwer (ca. 10 g)
2 EL Olivenöl
1 TL mildes Currypulver
½ TL gem. Zimt
½ Bio-Zitrone
1 Bio-Orange
150 g rote Linsen
600 ml Gemüsebrühe
200 ml ungesüßte Kokosmilch
Salz und schwarzer Pfeffer
1 EL schwarzer Sesam (optional)

AUSSERDEM
Pürierstab oder Mixer

1. Tofu in Küchenpapier gut ausdrücken, bis möglichst viel Flüssigkeit entwichen ist. 1 Knoblauchzehe schälen und durch eine Presse drücken. Tofu in Würfel schneiden, mit Olivenöl, Balsamico, Knoblauch und Koriander marinieren und beiseitestellen.
2. Zwiebel, restlichen Knoblauch und Ingwer schälen und fein würfeln. In einem Topf Olivenöl erhitzen, Zwiebel, Knoblauch und Ingwer darin 2–3 Minuten glasig anschwitzen. Currypulver und Zimt einrühren und kurz mitrösten, bis es duftet.
3. Zitrone und Orange gründlich waschen, auspressen und die Schale fein abreiben. Linsen, Zitrussaft und -schale sowie die Gemüsebrühe zugeben. Das Ganze 10–12 Minuten köcheln lassen, bis die Linsen weich sind. Bei Bedarf etwas Wasser ergänzen. Kokosmilch unterrühren, mit Salz und Pfeffer abschmecken und nochmals kurz aufkochen.
4. Mit dem Pürierstab cremig pürieren, auf tiefe Teller verteilen. Mit dem marinierten Tofu servieren und optional mit schwarzem Sesam bestreuen.

ANTIENTZÜNDLICHE SHORT FACTS

- Die Kombination aus roten Linsen, Kokosmilch, Zitrusfrucht, Ingwer und Gewürzen liefert eine Vielzahl entzündungshemmender Stoffe.
- Zimt, Zitrone und Orange unterstützen die Leber- und Hormonentlastung.
- Linsen liefern pflanzliches Eiweiß und Ballaststoffe.
- Tofu ist reich an pflanzlichen Isoflavonen, die eine strukturähnliche Wirkung wie das körpereigene Östrogen haben. Gerade in den Wechseljahren, wenn der Östrogenspiegel natürlicherweise sinkt, kann er helfen, Beschwerden wie Hitzewallungen, Schlafprobleme oder Stimmungsschwankungen zu mildern.
- Sesam und Tofu liefern hochwertiges pflanzliches Eiweiß und Mineralstoffe für den Muskelerhalt, die Knochengesundheit und die hormonelle Balance.

TIPP Der Tofu kann auch gegen Tempeh oder eine Variante aus Kichererbsen ausgetauscht werden. Für alle, die keinen Tofu essen möchten, kann auch ein hochwertiges Bio-Hähnchenbrustfilet in Würfel geschnitten, mariniert und angebraten als Topping auf die Suppe gegeben werden.

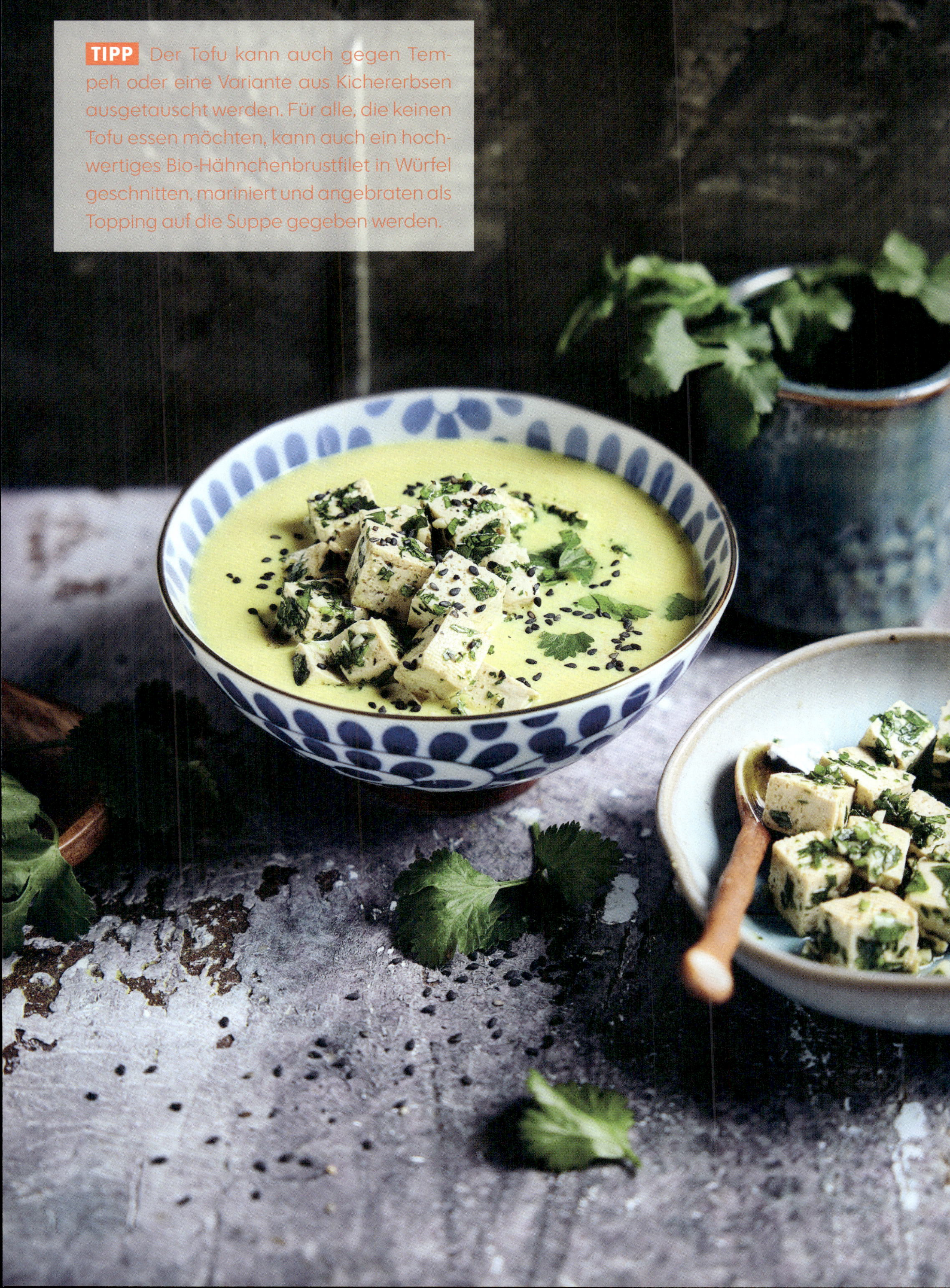

GEMÜSE-HIRSE-TOPF MIT CRUNCHY BOHNEN

Dieser Eintopf kombiniert basisches Gemüse mit ballaststoffreicher Hirse und knusprig gebackenen Curry-Bohnen für eine wärmende, sättigende und hormonfreundliche Mahlzeit. Besonders für Frauen mit Verdauungsbeschwerden, hormonellen Schwankungen, Lipödem, Hauterkrankungen oder Histaminempfindlichkeit. Das Gericht ist warm, basisch, sättigend und stärkt gleichzeitig Darm, Bindegewebe und Hormonbalance – ideal als leichtes Mittag- oder Abendessen.

VEGAN ▪ DARMFREUNDLICH ▪ BASISCH
NÄHRWERTE (PRO PORTION): 360 KCAL, KH 42 G, P 12 G, F 12 G, BAL 9 G
50 MINUTEN

ZUTATEN FÜR 4 PORTIONEN

1 kleine Zucchini (ca. 150 g)
1 kleine Fenchelknolle (ca. 150 g)
1 mittelgroße Karotte (ca. 150 g)
1 kleine Zwiebel
80 g TK-Erbsen
2 EL Olivenöl
½ TL gem. Kurkuma (alternativ frische Kurkumawurzel, fein gerieben)
600 ml Gemüsebrühe (ohne Hefe, histaminarm)
1 TL Salz
½ TL schwarzer Pfeffer
80 g Goldhirse

FÜR DIE CRUNCHY BOHNEN

1 Glas weiße Bohnen (200 g Abtropfgewicht)
1 EL Olivenöl
1–2 TL Currypulver
Salz

1. Den Backofen auf 250 °C Ober-/Unterhitze vorheizen.
2. Für die crunchy Bohnen die Bohnen in ein Sieb geben, mit kaltem Wasser abspülen, abtropfen lassen und trocken tupfen. Ein Backblech mit Backpapier belegen und die Bohnen darauf verteilen.
3. Olivenöl, Curry und etwas Salz zu einer Marinade verrühren, über die Bohnen geben und gut verteilen. In ca. 20 Minuten im Backofen kross und knusprig backen.
4. Zucchini, Fenchel und Karotte waschen, Zwiebel und Karotte schälen und das Gemüse klein schneiden.
5. Olivenöl in einem großen Topf erhitzen und die Zwiebel darin glasig anschwitzen. Das Gemüse zugeben und 3–4 Minuten mitbraten. Kurkuma einrühren, mit Salz und Pfeffer würzen, dann mit Gemüsebrühe ablöschen und 8 Minuten bei mittlerer Hitze köcheln lassen.
6. Hirse in einem feinen Sieb mit kaltem Wasser waschen, bis das Wasser klar ist. Hirse in den Topf geben und weitere 10–12 Minuten köcheln lassen. Bohnen aus dem Ofen nehmen.
7. In Schalen anrichten und mit den crunchy Bohnen toppen.

ANTIENTZÜNDLICHE SHORT FACTS

- Fenchel, Kurkuma wirken entzündungsregulierend, basisch und unterstützen die Verdauung.
- Weiße Bohnen liefern pflanzliches Eiweiß und Ballaststoffe.
- Hirse stärkt das Bindegewebe.

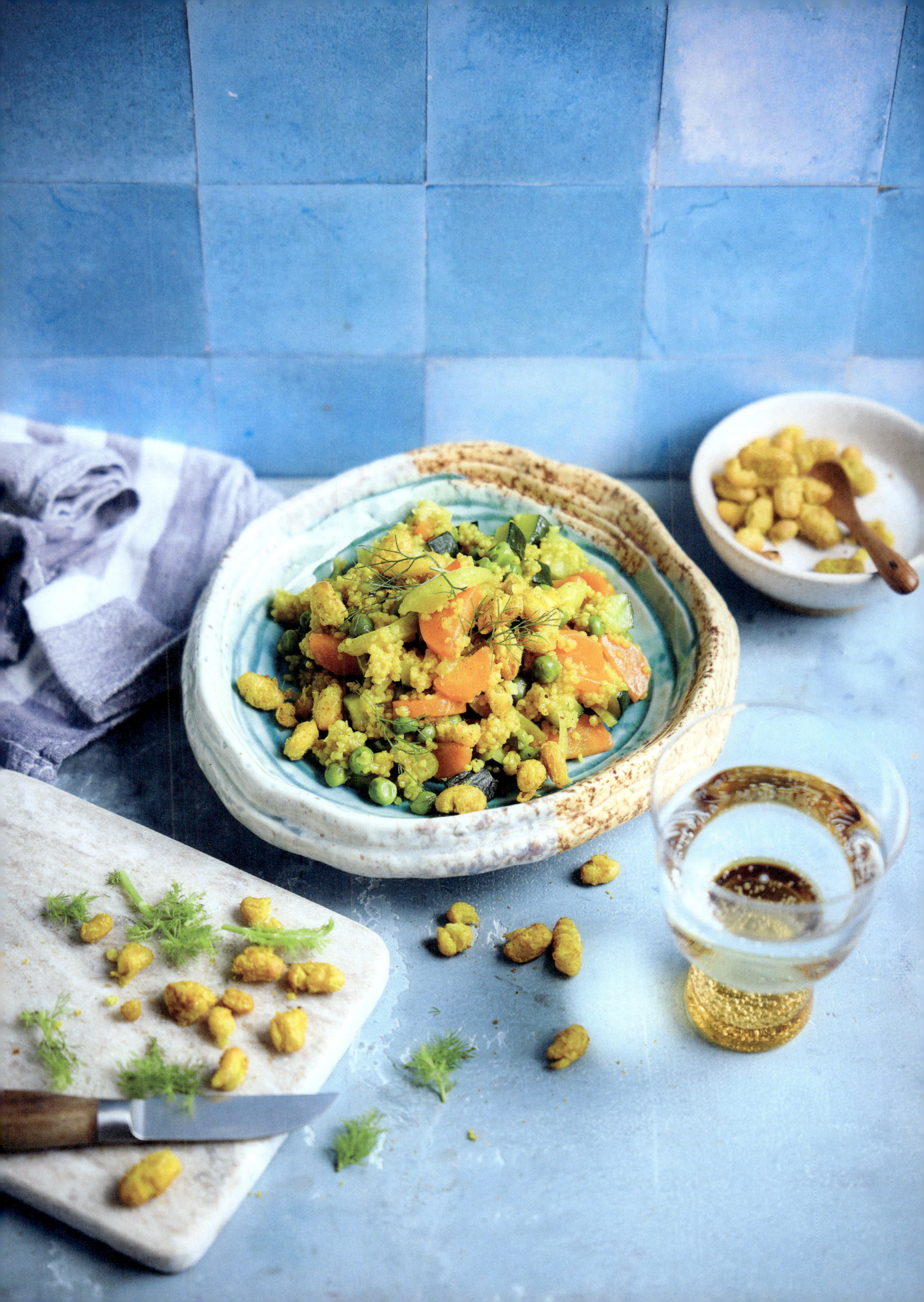

GEMÜSE-MUNGBOHNEN-DHAL MIT GERÖSTETEM CASHEW-CRUNCH

Dieses cremige Dhal kombiniert wärmende Gewürze, basisches Gemüse und pflanzliches Protein aus Mungbohnen. Durch die Zugabe von Cashew-Crunch entsteht ein nährstoffreiches, sättigendes Gericht, das den Darm stärkt, den Blutzucker stabilisiert und dich bis zur nächsten Mahlzeit rundum versorgt.

VEGAN ▪ EIWEISSREICH
NÄHRWERTE PRO PORTION: 410 KCAL, KH 35 G, P 24 G, F 10–12 G, BAL 12–13 G
30 MINUTEN, EINWEICHZEIT: 15 MINUTEN

ZUTATEN FÜR 4 PORTIONEN

300 g Mungbohnen
1 Knoblauchzehe
1 TL gem. Kurkuma
80 g Süßkartoffeln
80 g Kürbis (z. B. Butternut)
150 g frischer Blattspinat
80 g TK-Erbsen
5 cm frischer Ingwer
1 EL Kokosöl
½ TL gem. Kreuzkümmel
½ TL mildes Chilipulver
1 TL Garam Masala
1 TL Salz und schwarzer Pfeffer
Saft von ½ Zitrone
3 EL geröstete Cashews

1. Die Mungbohnen in kaltem Wasser 15 Minuten einweichen, dann abgießen und gut abspülen. Mungbohnen halbieren. Mit 800 ml Wasser in einen Topf geben. Knoblauchzehe schälen und mit der Hälfte der Kurkuma hinzugeben. Bohnen in ca. 12–15 Minuten garen. Evtl. etwas Wasser nachgießen, sodass die Bohnen leicht sämig bleiben.
2. In der Zwischenzeit Süßkartoffel waschen, schälen und klein schneiden. Kürbis schälen und würfeln. Blattspinat waschen und abtropfen lassen. Dann Süßkartoffel und Kürbis mit den Erbsen in den Topf geben und 10 Minuten mitköcheln, bis alles weich, aber noch bissfest ist.
3. Ingwer schälen und klein schneiden. Kokosöl in einer Pfanne erhitzen. Ingwer, Kreuzkümmel, Chili, Garam Masala und restliche Kurkuma hineingeben und 30 Sekunden anrösten, bis es duftet. Spinat zugeben und zusammenfallen lassen. Anschließend zum Dhal geben und vorsichtig unterheben. Mit Salz, Pfeffer und Zitronensaft abschmecken.
4. Cashews mit einem Messer grob hacken und fettfrei in der Pfanne anrösten. Das Dhal in Schalen füllen und mit dem Cashew-Crunch toppen.

ANTIENTZÜNDLICHE SHORT FACTS

- Mungbohnen liefern leicht verdauliches pflanzliches Protein und sind blutzuckerfreundlich.
- Kürbis und Süßkartoffel bringen Betacarotin für Zellschutz und Hautgesundheit.
- Kurkuma, Ingwer und Kreuzkümmel sind stoffwechselaktivierend und hormonfreundlich.

TIPP Mungbohnen sind deutlich bekömmlicher als andere Hülsenfrüchte und reich an B-Vitaminen, Vitamin A, Kalium, Kalzium, Phosphor, Eisen und Magnesium. Wer Probleme mit Blähungen nach Linsen hat, verträgt diese oft deutlich besser.

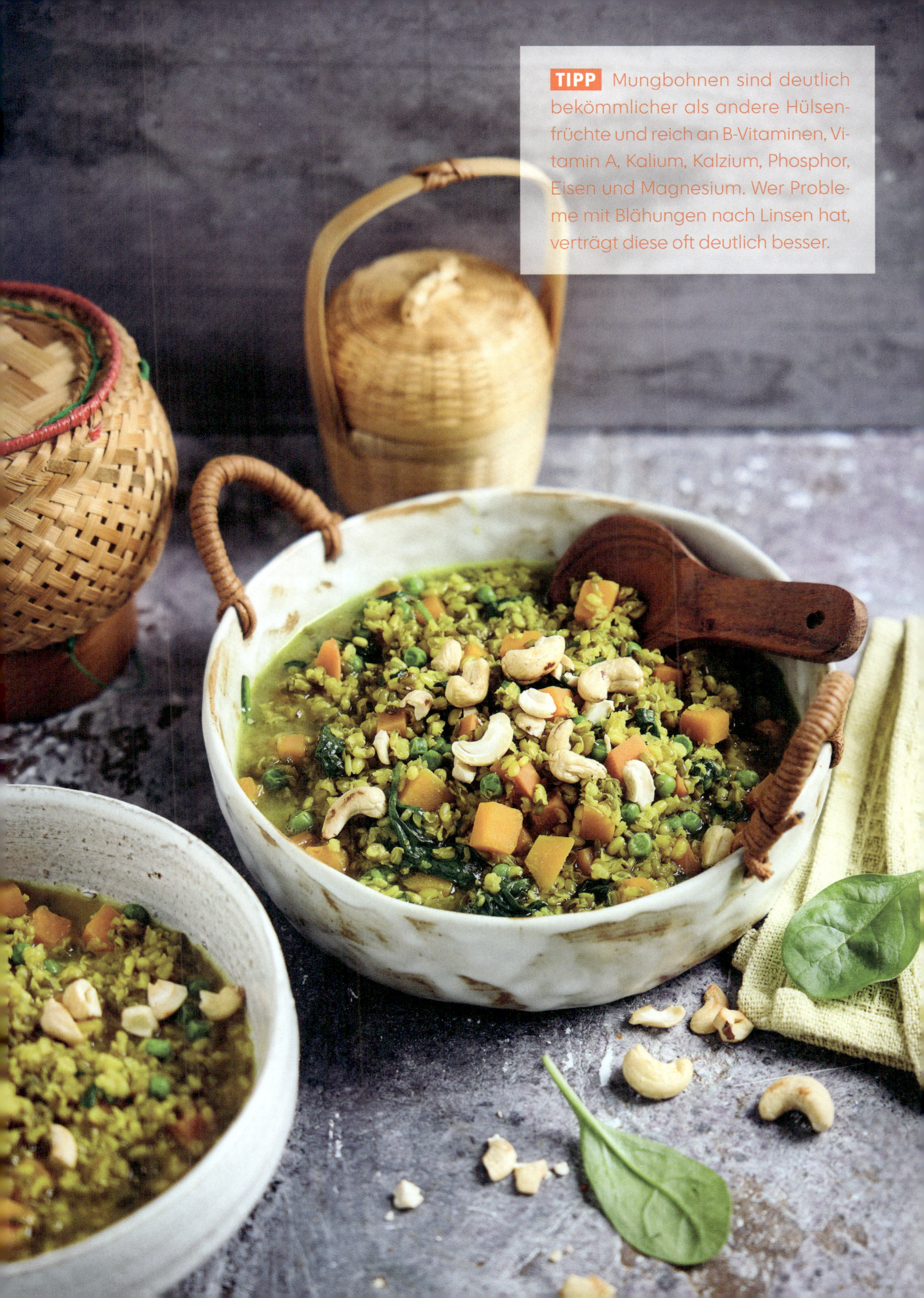

THAI-NUDELSUPPE MIT KOKOS UND SPINAT

Diese Thai-Nudelsuppe vereint cremige Kokosmilch mit wärmenden Gewürzen, nährstoffreichem Spinat und proteinreichem Tofu zu einer ausgewogenen, blutzuckerfreundlichen Bowl. Besonders für Frauen, die an PCOS, Insulinresistenz oder chronischen Hauterkrankungen (Akne, Rosazea, Neurodermitis) leiden. Eine nährende, entzündungshemmende Mahlzeit, die leicht ist und trotzdem satt macht.

VEGAN ▪ EIWEISSREICH ▪ GLUTENFREI

NÄHRWERTE (PRO PORTION): 520 KCAL, KH 35 G, P 25 G, F 28 G, BAL 7 G

30 MINUTEN

ZUTATEN FÜR 2 PORTIONEN

120 g Tofu
Sesamöl oder Olivenöl zum Braten
3 TL mildes Currypulver
1 Frühlingszwiebel
10 g frischer Ingwer
1 Knoblauchzehe
1 EL Tomatenmark
200 ml Kokosmilch
1–2 TL Tamari-Soße
1 Spritzer Limettensaft (optional)
1 Prise Salz
1 Prise schwarzer Pfeffer
125 g Buchweizennudeln (100 % Buchweizen)
100 g Babyspinat
30 g ungesalzene Erdnüsse
10 g Korianderblätter, gehackt

1. Mit Küchenpapier die Feuchtigkeit aus dem Tofu pressen, Tofu in kleine Würfel schneiden. Etwas Öl in einer Pfanne erhitzen und Tofu mit der Hälfte des Currypulvers darin anbraten. Beiseitestellen.
2. Frühlingszwiebel waschen, in feine Ringe schneiden. Ingwer und Knoblauch schälen und hacken. Frühlingszwiebel, Ingwer und Knoblauch in einem Topf in etwas Öl in 1–2 Minuten glasig anschwitzen. Restliches Currypulver und Tomatenmark einrühren und kurz mit anbraten.
3. Mit 500 ml Wasser und Kokosmilch ablöschen. Tamari, Limettensaft, Salz und Pfeffer zugeben. Buchweizennudeln direkt in die Brühe geben und nach Packungsangabe garen, bis sie bissfest sind.
4. In der Zwischenzeit Erdnüsse grob hacken. Spinat waschen und gut trocken tupfen. In den letzten 2 Minuten Tofuwürfel und Spinat zugeben. In Schalen anrichten, mit Erdnüssen und frischem Koriander toppen und heiß servieren.

ANTIENTZÜNDLICHE SHORT FACTS

- Ingwer enthält Gingerole, die entzündungsfördernde Enzyme hemmen.
- Spinat bringt Chlorophyll, Vitamin C und Polyphenole mit, die antioxidativ wirken.
- Tofu stabilisiert durch seinen hohen Eiweißgehalt den Blutzucker und verhindert entzündungsfördernde Schwankungen.
- Buchweizen liefert Rutin, ein Flavonoid mit gefäßschützender und antientzündlicher Wirkung.
- Koriander enthält Linalool, das nachweislich entzündungshemmend und entgiftend wirkt.
- Erdnüsse liefern gesunde Fette und Resveratrol – ein natürliches Antioxidans.

TIPP Erdnüsse kannst du durch Sonnenblumenkerne oder grob gehackte Pekannüsse ersetzen.

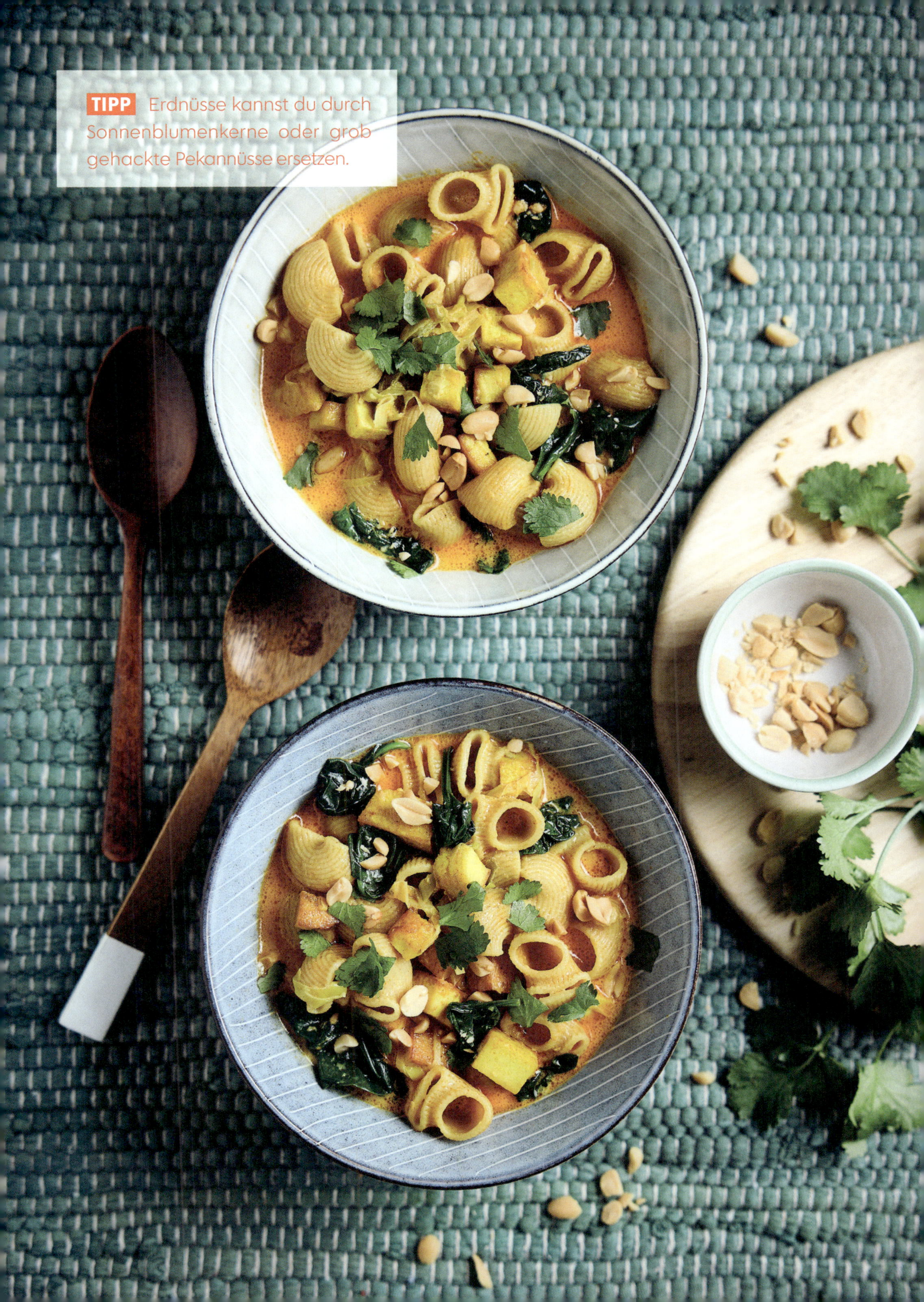

CREMIGE MUNGBOHNEN-PILZ-SUPPE MIT WINTERGEMÜSE

Diese cremige Mungbohnen-Pilz-Suppe ist ein wärmendes, eiweißreiches, blutzuckerfreundliches Wohlfühlgericht für kalte Tage. Sie vereint basisches Gemüse, entzündungshemmende Kräuter, leicht verdauliche Mungbohnen und gesunde Fette. Perfekt für Frauen mit hormonellen Beschwerden, Hautthemen, chronischer Erschöpfung oder sensibler Verdauung.

VEGAN ▪ GLUTENFREI ▪ BALLASTOFFREICH

NÄHRWERTE (PRO PORTION): 410 KCAL, KH 35 G, P 25 G, F 12 G, BAL 13 G

35 MINUTEN

ZUTATEN FÜR 4 PORTIONEN

2 Stängel glatte Petersilie
250 g Mungobohnen, geschält, halbiert
1 kleine Zucchini
1 mittelgroße Pastinake (ca. 150 g)
300 g braune Champignons
1 rote Zwiebel
2 Knoblauchzehen
1 Chilischote (mild oder scharf)
1 EL Olivenöl
1 EL Tomatenmark
1 TL Currypulver
1 TL Salz
½ TL schwarzer Pfeffer
800 ml Gemüsebrühe (ohne Hefe, histaminarm)
200 g Cashew-Sahne (siehe Seite 42)

1. Petersilie waschen, Blätter abzupfen und grob hacken. Beiseitestellen. Mungbohnen in ein Sieb geben, gründlich mit kaltem Wasser waschen und abtropfen lassen.
2. Zucchini und Pastinake schälen, waschen und klein schneiden. Champignons putzen und ebenfalls klein schneiden. Zwiebel und Knoblauch schälen, Zwiebel würfeln, Knoblauch durch eine Presse drücken. Chilischote entkernen und fein hacken.
3. Olivenöl in einem großen Topf erhitzen. Zwiebel darin glasig anschwitzen, dann Knoblauch und Chili zugeben und kurz mitbraten. Zucchini, Pastinake, Champignons und Tomatenmark hinzufügen und 3–4 Minuten bei mittlerer Hitze mitbraten.
4. Currypulver, Salz und Pfeffer einrühren. Mit 800 ml Brühe aufgießen. Mungbohnen zugeben, gut umrühren, aufkochen und bei niedriger Hitze 10 Minuten sanft köcheln lassen, bis die Bohnen weich sind. Cashew-Sahne einrühren und erwärmen. In Schalen füllen, mit frischer Petersilie bestreuen und direkt genießen.

ANTIENTZÜNDLICHE SHORT FACTS

- Mungbohnen sind leicht verdaulich, eiweißreich und darmfreundlich.
- Pastinaken enthalten entzündungshemmende ätherische Öle und Ballaststoffe.
- Champignons liefern Beta-Glucane zur Stärkung des Immunsystems.

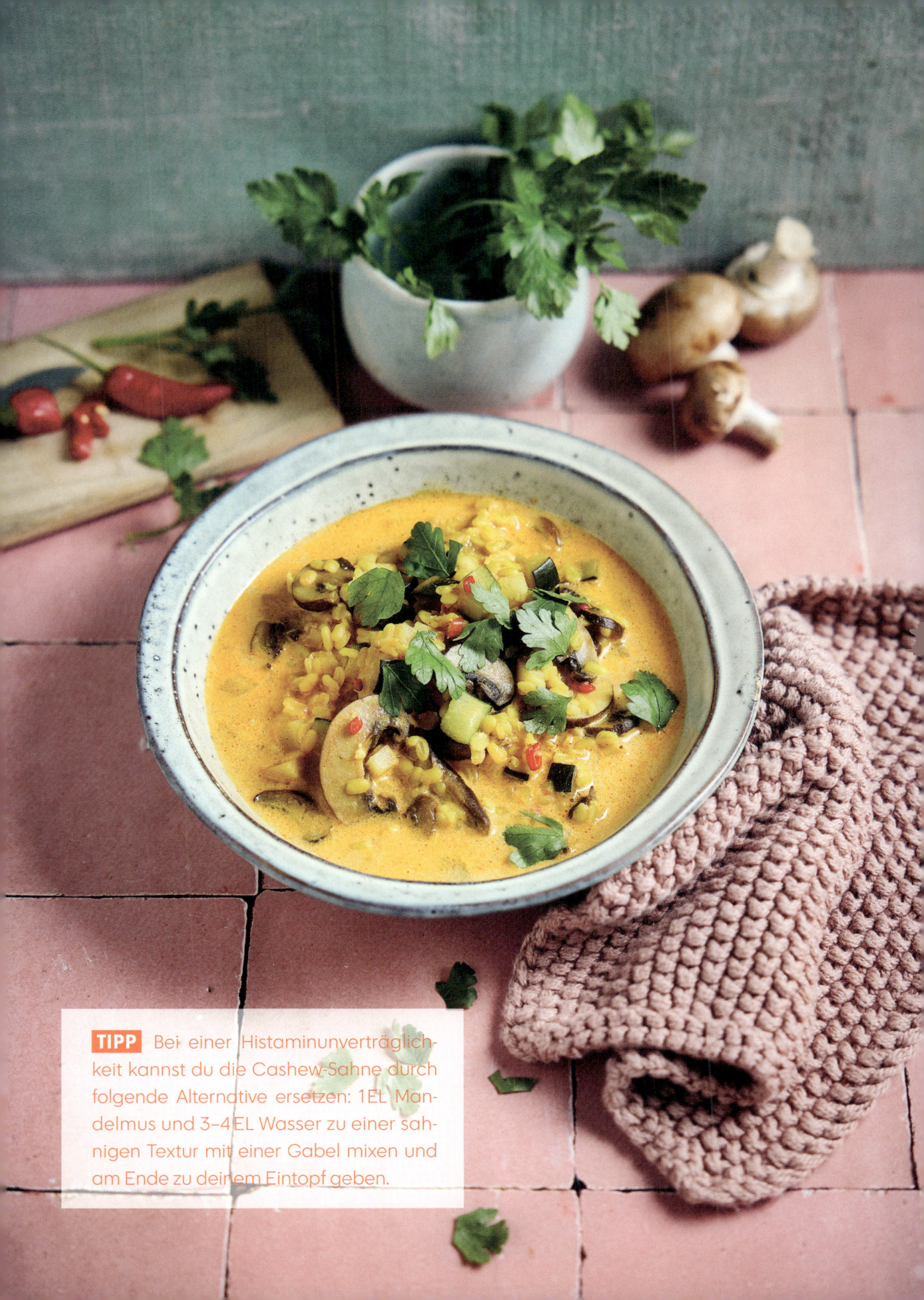

TIPP Bei einer Histaminunverträglichkeit kannst du die Cashew-Sahne durch folgende Alternative ersetzen: 1 EL Mandelmus und 3–4 EL Wasser zu einer sahnigen Textur mit einer Gabel mixen und am Ende zu deinem Eintopf geben.

KÜRBISSUPPE MIT PESTO

Diese cremige Kürbissuppe mit proteinreichem Seidentofu und einem aromatischen Petersilien-Walnuss-Pesto ist eine nährstoffreiche, entzündungshemmende Mahlzeit für kalte Tage. Sie versorgt mit pflanzlichem Eiweiß, gesunden Fetten, Betacarotin und Omega-3-Fettsäuren (ALA). Perfekt bei Zyklusbeschwerden, hormonellen Schwankungen in den Wechseljahren oder an stressigen Tagen.

VEGAN ▪ EIWEISSREICH ▪ DARMFREUNDLICH
NÄHRWERTE (PRO PORTION): 380 KCAL, KH 18 G, P 24 G, F 15 G, BAL 10 G
40 MINUTEN

ZUTATEN FÜR 4 PORTIONEN

1 kleiner Hokkaido-Kürbis (ca. 800 g, mit Schale)
1 Zwiebel
2 Knoblauchzehen
1 kleines Stück Ingwer (ca. 2 cm)
2 EL Olivenöl
½ TL gem. Kurkuma
1 TL Salz
800 ml Gemüsebrühe (hefefrei, histaminarm)
1 Pck. Seidentofu (400 g, Bioqualität)
schwarzer Pfeffer
1 EL Zitronensaft

FÜR DAS PESTO

1 Bund glatte Petersilie
40 g Walnüsse
2 EL Hanfsamen (optional)
3 EL Olivenöl
1 TL Zitronensaft
1 Prise Salz

AUSSERDEM

Stabmixer oder Hochleistungsmixer
kleiner Mixer oder Zerkleinerer

1. Kürbis waschen, halbieren, entkernen und das Fruchtfleisch in Stücke schneiden. Nicht schälen. Zwiebel, Knoblauch und Ingwer schälen und grob würfeln.
2. In einem großen Topf Olivenöl erhitzen. Zwiebel, Knoblauch und Ingwer 2–3 Minuten anschwitzen. Kürbisstücke zugeben und kurz mitbraten. Kurkuma und Salz einrühren, mit Gemüsebrühe ablöschen. Zugedeckt bei mittlerer Hitze ca. 20 Minuten köcheln lassen, bis der Kürbis weich ist.
3. Topf vom Herd nehmen. Tofu zur Suppe geben und mit einem Stabmixer cremig pürieren. Mit Salz, Pfeffer und Zitronensaft abschmecken und warmhalten.
4. Für das Pesto Petersilie waschen, trocken schütteln, Blätter abzupfen und grob hacken. Walnüsse und Hanfsamen (falls verwendet) in einer Pfanne ohne Fett leicht anrösten.
5. Alle Pesto-Zutaten in einem Mixer oder mit dem Pürierstab zu einer groben Paste verarbeiten. Bei Bedarf mit 1–2 EL Wasser verdünnen.
6. Die heiße Suppe in Schalen füllen, je 1–2 TL Pesto daraufgeben. Nach Wunsch mit frischer Petersilie oder gerösteten Hanfsamen bestreuen.

ANTIENTZÜNDLICHE SHORT FACTS

- Kürbis liefert Betacarotin für Haut, Augen und Immunfunktion.
- Seidentofu wirkt hormonell unterstützend und liefert alle essenziellen Aminosäuren.
- Walnüsse und Hanfsamen sind reich an entzündungshemmenden Omega-3-Fettsäuren.
- Petersilie und Kurkuma sind antioxidativ und stoffwechselanregend.

TIPP Statt Seidentofu kannst du auch 225 g der Cashew-Sahne aus dem Basis-Rezeptteil (siehe Seite 42) verwenden. Dadurch wird die Suppe noch cremiger und besonders nussig im Geschmack. Cashews liefern zudem gesunde Fette, Magnesium und Tryptophan – eine Aminosäure, die die Serotoninbildung unterstützt und stimmungsaufhellend wirken kann.

Das Pesto kann auch als schnelle Mahlzeit mit Linsen- oder Kichererbsennudeln gegessen werden.

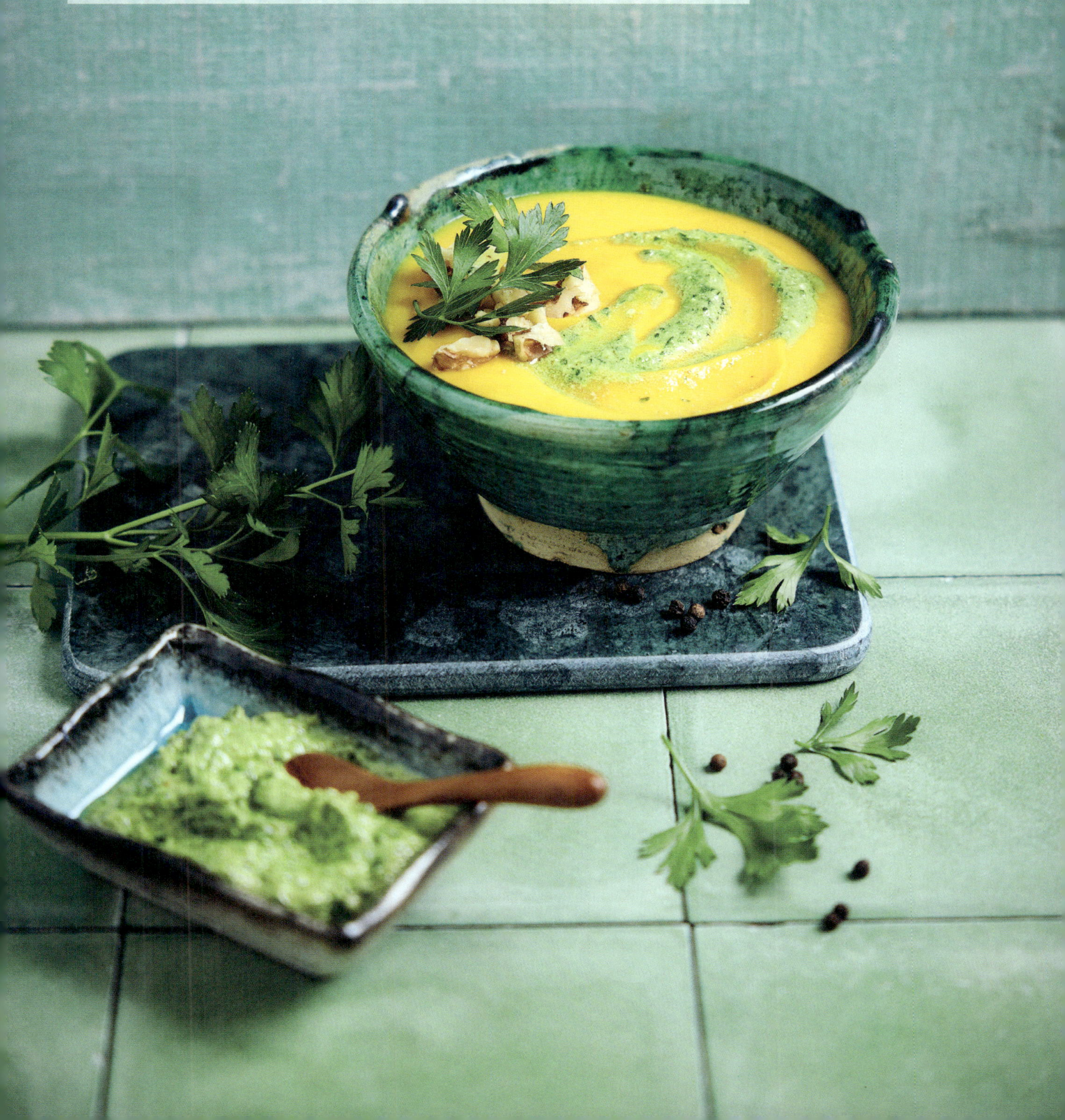

KICHERERBSEN-WINTERGEMÜSE-EINTOPF

Dieser cremige Eintopf mit Kichererbsen, Fenchel, Wirsing und Cashew-Sahne wärmt von innen und versorgt dich mit pflanzlichem Eiweiß, Ballaststoffen und entzündungshemmenden Mikronährstoffen. Er eignet sich für alle Frauen, die ihre Ernährung entzündungsärmer gestalten möchten – egal ob zur Vorbeugung, zur Unterstützung der Verdauung oder einfach für mehr Wohlbefinden im Alltag.

VEGAN ▪ DARMFREUNDLICH
NÄHRWERTE (PRO PORTION): 331 KCAL, KH 31 G, P 13 G, F 15 G, BAL 7 G
30 MINUTEN

ZUTATEN FÜR 4 PORTIONEN

1 Zwiebel
1 Knoblauchzehe
1 kleine Fenchelknolle
200 g Wirsing (oder Spitzkohl)
50 g getr. Tomaten
1 Glas Kichererbsen (ca. 265 g Abtropfgewicht)
1 EL Olivenöl
500 ml Gemüsebrühe
1 TL getr. Thymian
½ TL getr. Rosmarin
200 ml Cashew-Sahne (siehe Seite 42)
Salz und schwarzer Pfeffer
1 Spritzer Zitronensaft (optional)

AUSSERDEM

Hochleistungsmixer oder Food Processor

1. Zwiebel und Knoblauch schälen und in feine Würfel schneiden. Fenchel und Wirsing waschen und in feine Streifen schneiden. Getrocknete Tomaten in feine Streifen schneiden. Kichererbsen in ein Sieb geben, mit kaltem Wasser abspülen und abtropfen lassen.
2. Olivenöl in einem Topf erhitzen und Zwiebel und Knoblauch darin anschwitzen. Fenchel, Wirsing und getrocknete Tomaten zugeben und 3–4 Minuten mitbraten.
3. Mit Brühe ablöschen, Kichererbsen und getrocknete Kräuter zugeben, ca. 10 Minuten leicht köcheln lassen.
4. Cashew-Sahne einrühren und sanft einköcheln, bis die Konsistenz cremig ist. Für mehr Bindung ggf. 1 Schöpfkelle entnehmen, pürieren und wieder in den Topf geben. Mit Salz und schwarzem Pfeffer abschmecken. Nach Belieben Zitronensaft zufügen.

ANTIENTZÜNDLICHE SHORT FACTS

- Wirsing, Fenchel und Knoblauch liefern schwefelhaltige Verbindungen und wirken antibakteriell.
- Cashews und Olivenöl bringen entzündungshemmende Fette und Magnesium.
- Kichererbsen versorgen dich mit pflanzlichem Eiweiß und Ballaststoffen.
- Thymian, Rosmarin und Zitronensaft fördern die Verdauung und wirken antioxidativ.

TIPP Je nach Jahreszeit kannst du den Wirsing durch Lauch ersetzen und zusätzlich getrocknete Tomaten verwenden. Bei Histaminunverträglichkeit kannst du die Cashew-Sahne durch eine histaminarme Alternative ersetzen: 1 EL Mandelmus + 3 EL Wasser mit einem Rührstab zu einer sahnigen Textur mixen und am Ende zum Eintopf geben.

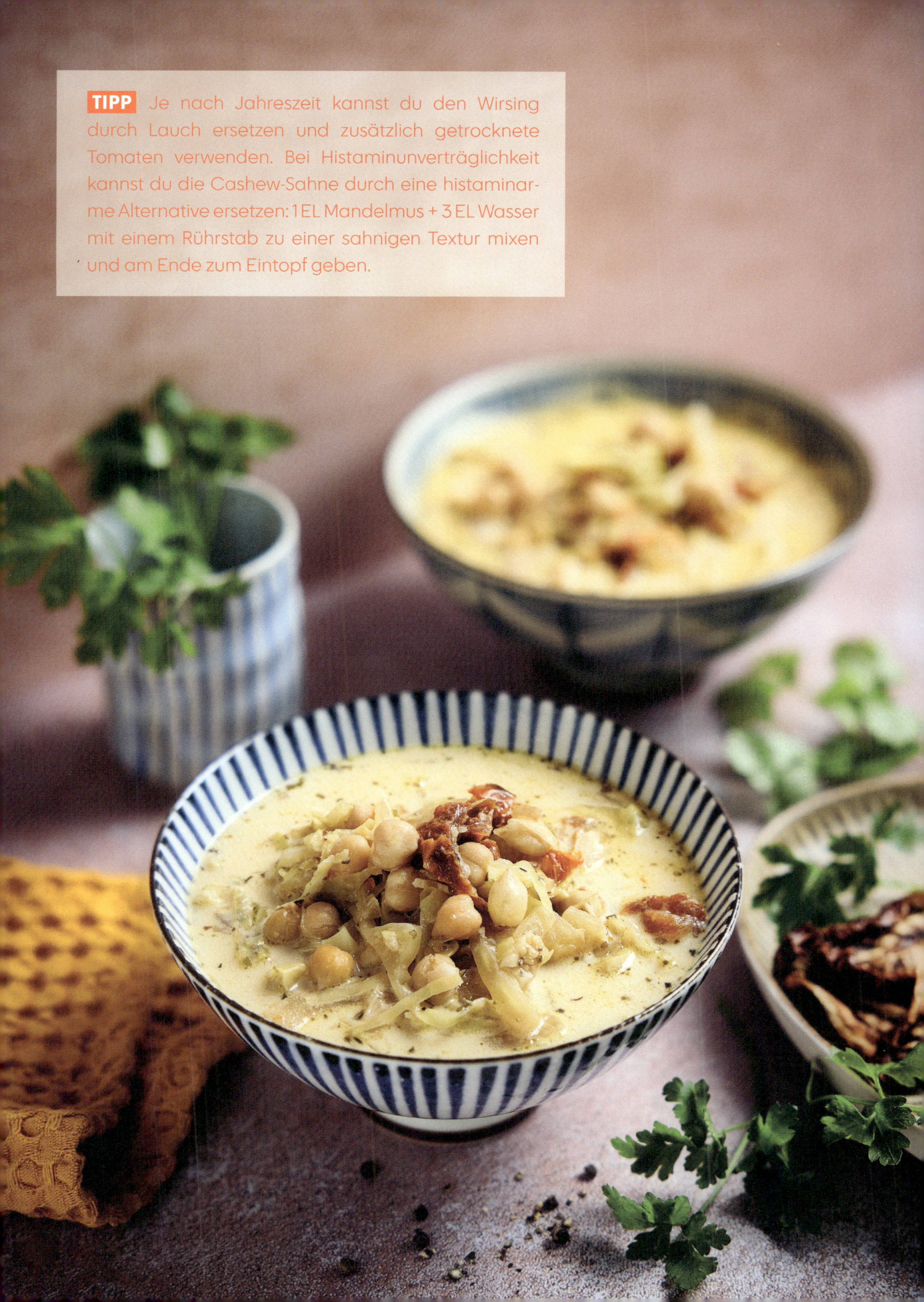

CREMIGER KARTOFFEL-ERBSEN-EINTOPF

Dieser cremige Kartoffel-Erbsen-Eintopf ist ein einfaches, familienfreundliches Gericht, das schnell gekocht ist und angenehm sättigt, ohne zu beschweren. Besonders für Frauen mit empfindlicher Verdauung, hormonellen Schwankungen oder Stress im Alltag.

VEGETARISCH ▪ GLUTENFREI ▪ DARMFREUNDLICH

NÄHRWERTE (PRO PORTION): 410 KCAL, KH 53 G, P 10 G, F 18 G, BAL 8 G

30 MINUTEN

ZUTATEN FÜR 4 PORTIONEN

1 kg Kartoffeln (vorwiegend festkochend)
2 Zwiebeln
2 Knoblauchzehen
10 g frischer Ingwer
2 EL Ghee
2 EL Tomatenmark
3 TL Currypulver (mild oder aromatisch)
1 TL edelsüßes Paprikapulver
1 TL gem. Kreuzkümmel (optional)
2 TL gem. Kurkuma
Salz und schwarzer Pfeffer
1 rote Paprikaschote
1 gelbe Paprikaschote
350 g TK-Erbsen
400 ml Kokosmilch

AUSSERDEM

tiefe Pfanne oder großer Topf

1. Kartoffeln schälen, waschen und würfeln. Zwiebeln, Knoblauch und Ingwer schälen und fein hacken. Ghee in einer tiefen Pfanne erhitzen. Die Zwiebeln darin glasig anschwitzen, dann Knoblauch und Ingwer zugeben und 1–2 Minuten mitbraten.
2. Tomatenmark und Currypulver, Paprikapulver, Kreuzkümmel, Kurkuma, Salz und Pfeffer einrühren und 2 Minuten rösten, bis es duftet. Paprikaschote entkernen, waschen und würfeln, dann mit in die Pfanne geben und 1–2 Minuten mitbraten.
3. Mit Kokosmilch und 400 ml Wasser ablöschen und aufkochen. Kartoffeln zugeben und alles bei mittlerer Hitze ca. 15 Minuten köcheln lassen, bis die Kartoffeln weich und die Soße cremig ist. Zum Schluss Erbsen unterrühren und weitere 5 Minuten mitgaren.
4. Abschmecken und servieren.

ANTIENTZÜNDLICHE SHORT FACTS

- Kurkuma und Ingwer sind reich an entzündungsregulierenden Verbindungen (z. B. Curcumin und Gingerol).
- Kreuzkümmel wird traditionell zur Förderung der Verdauung verwendet.
- Paprikaschoten und Erbsen liefern Vitamin C, Betacarotin und pflanzliches Eiweiß.
- Kartoffeln und Tomatenmark sind sättigend, reich an Kalium und antioxidativ wirkenden Stoffen.

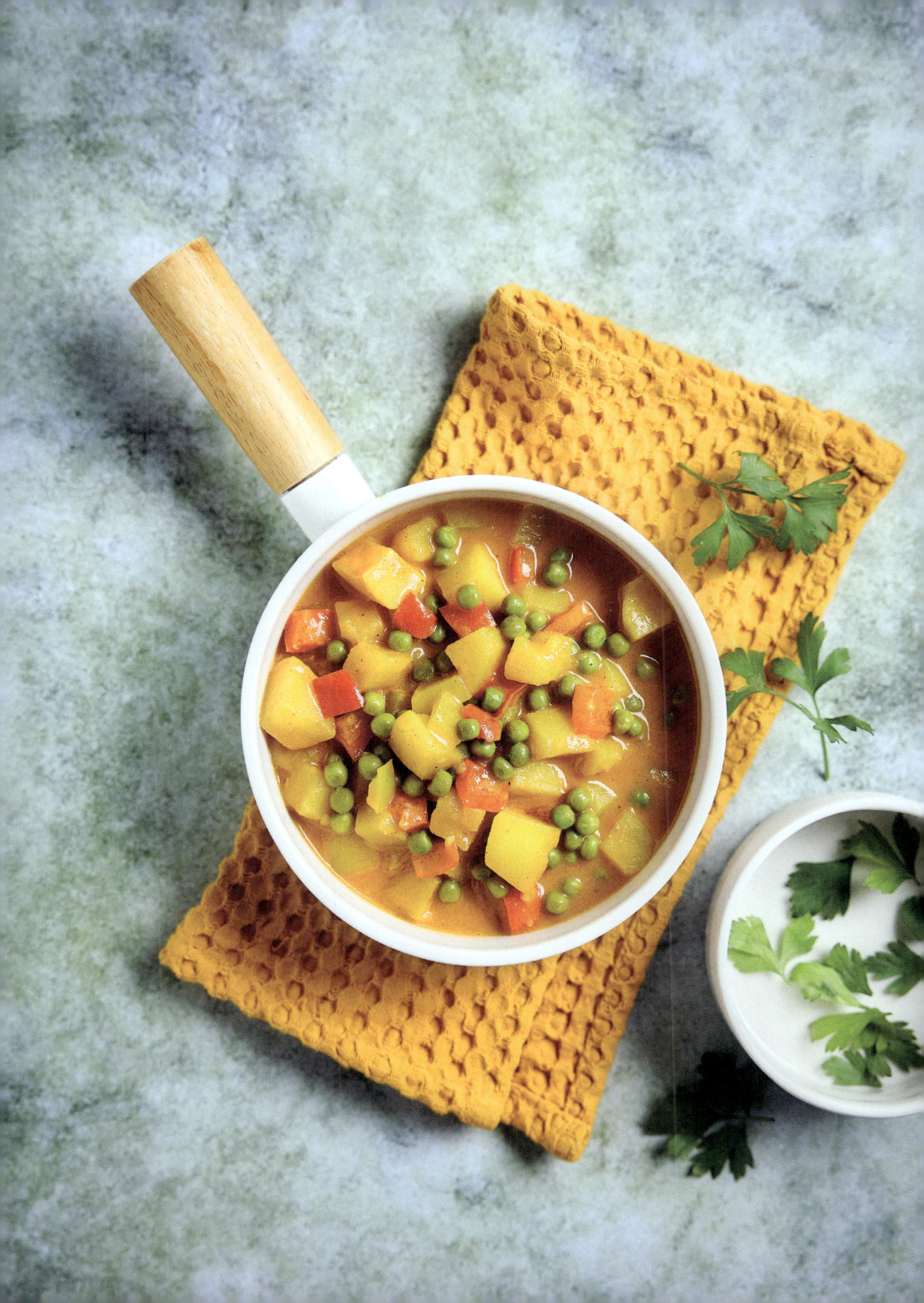

HAUPT-GERICHTE

MEDITERRANE QUINOA-PIZZA

Diese mediterrane Quinoa-Pizza ist eine hormonfreundliche Alternative zur klassischen Pizza – reich an pflanzlichem Eiweiß, glutenfrei und voller entzündungshemmender Kräuter und Gewürze. Besonders gut für Frauen mit Hashimoto, Lipödem, PCOS oder Insulinresistenz.

VEGETARISCH ▪ GLUTENFREI ▪ EIWEISSREICH

NÄHRWERTE (PRO PORTION): 480 KCAL, KH 45 G, P 22 G, F 20 G, BAL 9 G

50 MINUTEN

ZUTATEN FÜR 2 PORTIONEN

FÜR DEN BODEN

200 g weiße Quinoa
30 g Kichererbsenmehl
1 EL Zitronensaft
1 TL getr. Oregano oder Thymian
¼ TL gem. Kurkuma
1 Prise schwarzer Pfeffer
1 Prise Salz

FÜR DEN BELAG

3–4 EL Basilikum-Tomaten-Creme (siehe Seite 44)
½ Zwiebel
1 Knoblauchzehe
300 g frischer oder TK-Blattspinat, gut ausgedrückt
1½ TL Olivenöl
Salz und schwarzer Pfeffer
Muskatnuss, frisch gerieben
60–80 g Schafskäse

AUSSERDEM

Hochleistungsmixer oder Food Processor

1. Für den Belag die Basilikum-Tomaten-Creme aus dem Basic-Teil zubereiten.
2. Anschließend den Teig vorbereiten. Dafür Quinoa in einem Sieb unter heißem Wasser gründlich abspülen, um Bitterstoffe zu entfernen. Abgetropfte Quinoa mit Kichererbsenmehl, 100 ml Wasser, Zitronensaft, Kräutern, Kurkuma, Pfeffer und Salz im Mixer zu einer glatten, streichfähigen Masse pürieren.
3. Den Backofen auf 200 °C Umluft (Ober-/Unterhitze 220 °C) vorheizen. Ein Backblech mit Backpapier belegen und mit ½ TL Olivenöl bestreichen (damit der Teig nicht festklebt).
4. Die Teigmasse ca. 0,5 cm dick mit der Rückseite eines befeuchteten Löffels auf das Blech streichen und 8 Minuten vorbacken. Boden vorsichtig wenden und weitere 5–7 Minuten backen, bis er leicht gebräunt und fest ist.
5. Zwiebel und Knoblauch schälen und sehr fein hacken. Frischen Blattspinat waschen und gut trocken tupfen. Restliches Olivenöl in einer Pfanne erhitzen und Zwiebel und Knoblauch darin anschwitzen. Spinat und Gewürze dazugeben und dünsten. Mit Salz, Pfeffer und Muskat würzen.
6. Den Boden aus dem Ofen holen und mit der vorbereiteten Basilikum-Tomaten-Creme bestreichen. Die Spinatmasse darauf verteilen und den Feta darüber zerbröseln. Nochmals 8–10 Minuten backen und direkt servieren.

ANTIENTZÜNDLICHE SHORT FACTS

- Quinoa liefert alle neun essenziellen Aminosäuren und unterstützt Muskel- und Hormonbildung.
- Kurkuma und Oregano besitzen natürliche entzündungshemmende Wirkstoffe.
- Kichererbsenmehl versorgt dich mit Ballaststoffen für deinen Darm.
- Spinat liefert Magnesium, Eisen und Chlorophyll – wichtig für Zellschutz und Energie.
- Schafskäse ist durch ein anderes Milcheiweiß besser verträglich als Kuhmilchprodukte, und diese Fette kann der Darm leichter aufnehmen.

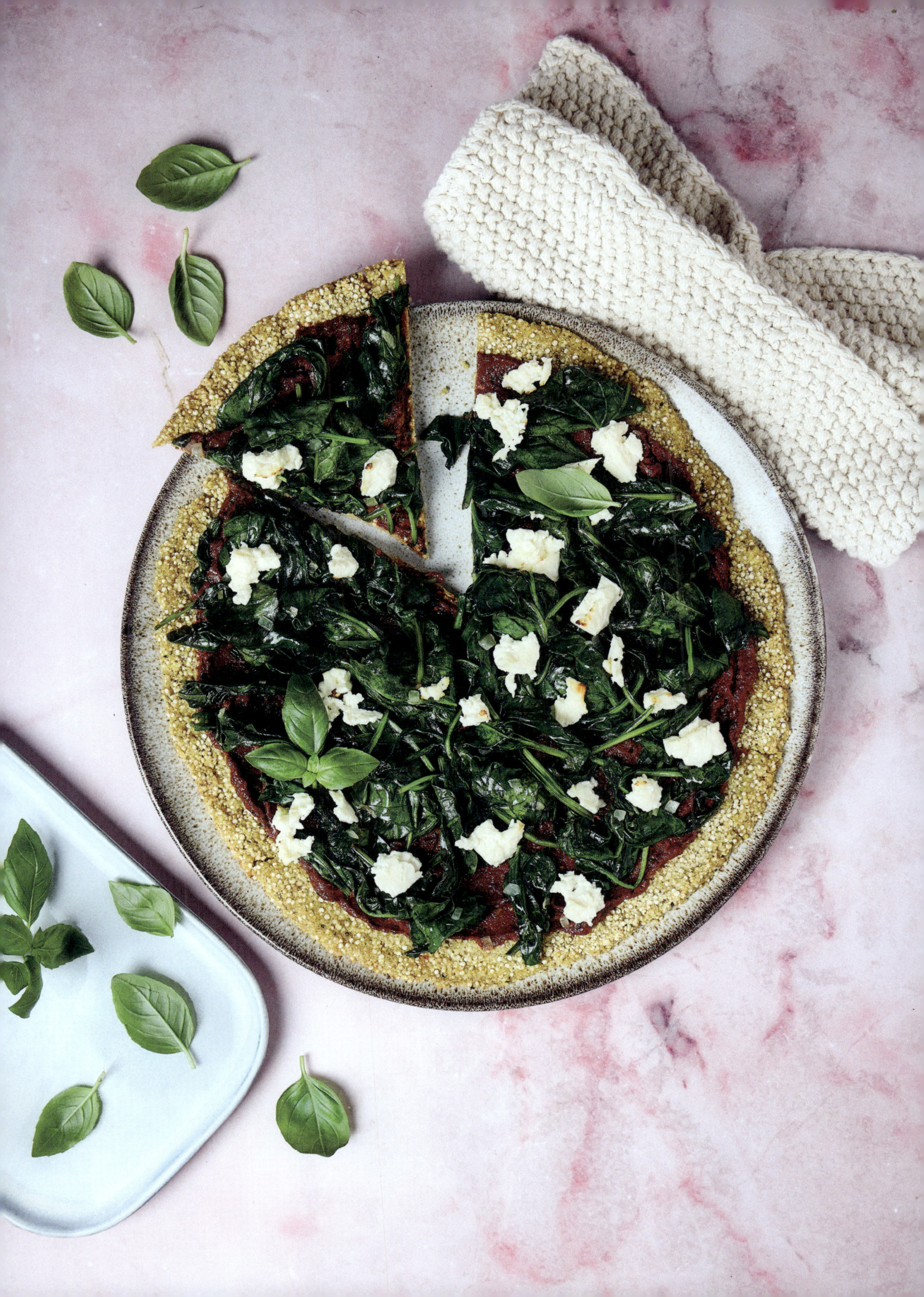

GELBE LINSENNUDELN MIT PILZRAGOUT

Diese Pasta mit Linsen und Pilzen ist echtes Comfort Food – nährstoffreich, pflanzlich und voller antientzündlicher Komponenten. Die Kombination aus ballaststoffreichen Linsen, Lycopin aus Tomaten und darmstärkendem Gemüse liefert ein hormonfreundliches Gericht, das lange satt macht und dabei den Blutzucker stabil hält. Auch bei Darmproblemen, hormonellen Beschwerden, Insulinresistenz oder als stärkende Mahlzeit an stressreichen Tagen ist dieses Gericht ideal.

GLUTENFREI ▪ DARMFREUNDLICH ▪ BALLASTSTOFFREICH
NÄHRWERTE (PRO PORTION): 420 KCAL, KH 58 G, P 23 G, F 6 G, BAL 10 G
40 MINUTEN, EINWEICHZEIT: MIND. 3 STUNDEN

ZUTATEN FÜR 4 PORTIONEN

1 Zwiebel
2 Knoblauchzehen
2 Karotten
1 Stange Stangensellerie
250 g braune Champignons
1 EL Olivenöl
1 EL Tomatenmark
200 ml Gemüsebrühe
50 g braune Linsen (am besten über Nacht oder mind. 3 Stunden eingeweicht)
400 g stückige Tomaten
400 g gelbe Linsennudeln
Salz und schwarzer Pfeffer
Ziegenparmesan oder eine vegane Alternative (optional)

1. Zwiebel und Knoblauch schälen und fein hacken. Karotten und Stangensellerie waschen und in kleine Stücke schneiden. Pilze putzen und in Scheiben schneiden.
2. Das Öl in einer Pfanne erhitzen und die Zwiebel darin glasig braten. Karotten, Sellerie und Champignons zugeben und mit anbraten. Tomatenmark einrühren und kurz anrösten.
3. Mit Brühe ablöschen.
4. Linsen, stückige Tomaten und Knoblauch in die Pfanne geben. Ca. 30 Minuten leicht köcheln lassen, bis die Linsen weich sind.
5. In der Zwischenzeit die Nudeln nach Packungsanleitung kochen, abgießen und beiseitestellen. Die Soße mit Salz und Pfeffer abschmecken.
6. Die Nudeln in tiefen Tellern anrichten, das Pilzragout auf die Nudeln geben und nach Belieben mit geriebenem Ziegenparmesan garnieren.

ANTIENTZÜNDLICHE SHORT FACTS

- Linsen liefern pflanzliches Eiweiß und präbiotische Ballaststoffe – wichtig für Blutzucker und Hormonhaushalt.
- Champignons enthalten Ergothionein, das antioxidativ und zellschützend wirkt.
- Tomaten liefern Lycopin, das hitzestabil ist und besonders wirksam bei gegarten Gerichten.
- Karotten und Sellerie haben sekundäre Pflanzenstoffe und entgiftungsfördernde Eigenschaften im Gepäck.
- Olivenöl wirkt entzündungshemmend und unterstützt die Hormonfunktion.

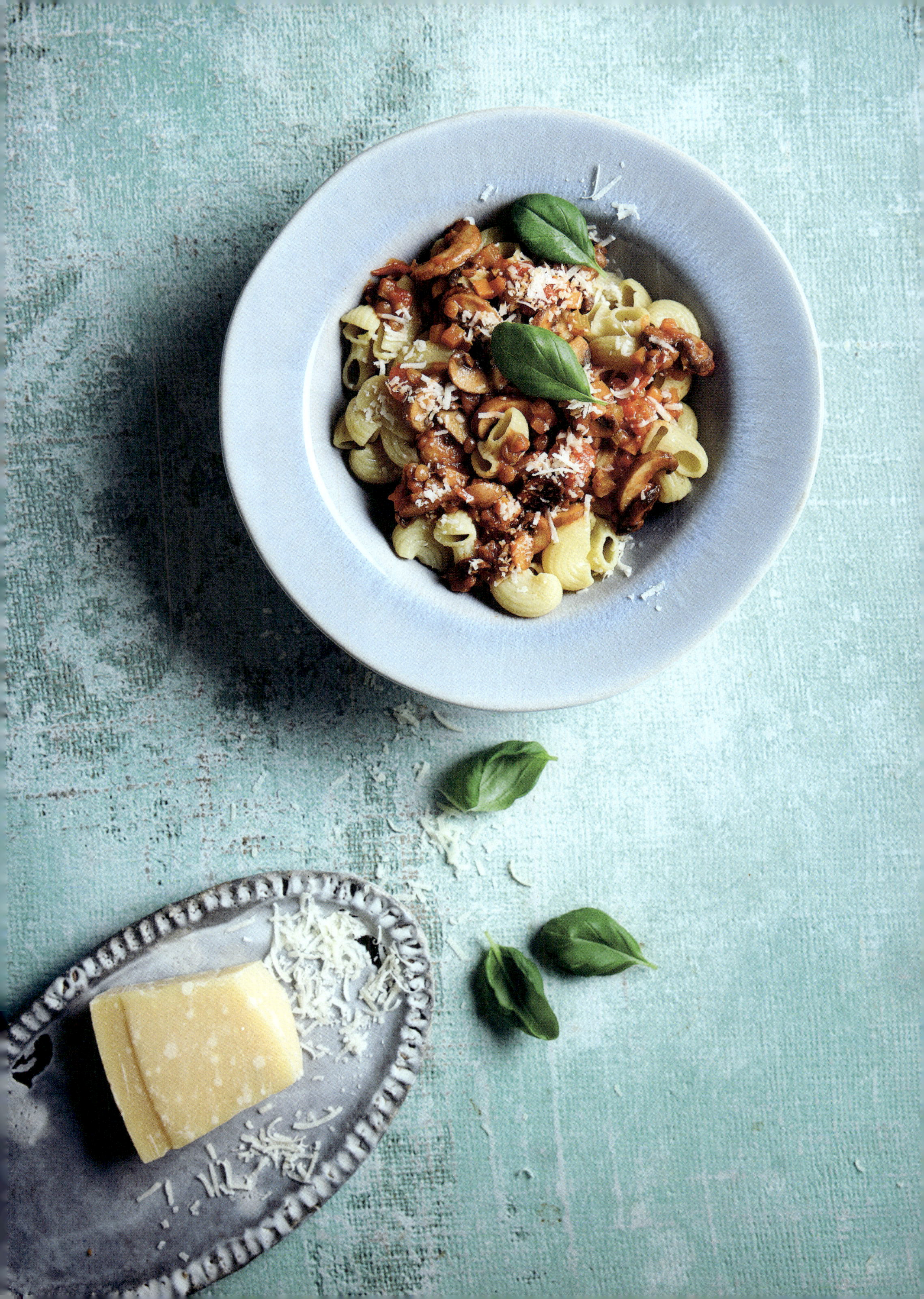

GRÜNES DHAL MIT TEMPEH

Dieses grüne Dhal ist eine nährstoffreiche Bowl mit reichlich pflanzlichem Eiweiß, entzündungshemmenden Gewürzen und ballaststoffreichen Hülsenfrüchten. Der karamellisierte Tempeh sorgt für extra Protein und gesunde Fette. Perfekt für Frauen mit hormonellen Beschwerden bei PMS oder in den Wechseljahren, Fatigue oder rheumatischen Erkrankungen. Es sättigt nachhaltig, stabilisiert den Blutzucker und versorgt mit antientzündlichen Mikronährstoffen.

VEGAN ▪ GLUTENFREI ▪ EIWEISSREICH ▪ DARMFREUNDLICH
NÄHRWERTE (PRO PORTION): 490 KCAL, KH 38 G, P 27 G, F 20 G, BAL 11 G
70 MINUTEN

ZUTATEN FÜR 4 PORTIONEN

FÜR DAS DHAL
1 rote Zwiebel
1 Knoblauchzehe
250–300 g Grünkohl oder TK-Blattspinat
2 EL Kokosöl
2 TL gem. Kurkuma
1 TL gem. Kreuzkümmel
1 TL gem. Koriander
500 ml Gemüsebrühe
200 g gelbe Linsen
2 EL Mandelmus
2 EL Limettensaft
50–100 ml Mandel- oder Sojadrink (optional)
Salz und schwarzer Pfeffer

FÜR DAS TOPPING
300 g Tempeh oder Hühnchen
2 Knoblauchzehen
4 EL Tamari-Soße
2 EL Yaconsirup
3 EL Olivenöl
1 TL geräuchertes Paprikapulver

1. Für das Topping den Backofen auf 200 °C Umluft (Ober-/Unterhitze 220 °C) vorheizen.
2. Den Tempeh würfeln. Knoblauch schälen und durch eine Presse geben. Knoblauch, Tamari, Yaconsirup, Olivenöl und Paprikapulver zu einer Marinade verrühren. Tempeh in der Marinade mindestens 10 Minuten ziehen lassen, dann auf einem mit Backpapier ausgelegten Blech verteilen. 15–30 Minuten goldbraun backen, zwischendurch wenden.
3. Für das Dhal Zwiebel und Knoblauch schälen und fein würfeln. Grünkohl waschen, die dicken Stiele entfernen und die Blätter fein schneiden. Kokosöl in einem Topf erhitzen und die Zwiebel darin glasig anschwitzen. Knoblauch und Gewürze zugeben, 1 Minute mitrösten, bis sie duften. Mit Gemüsebrühe ablöschen, Linsen einrühren und bei mittlerer Hitze 20–25 Minuten köcheln.
4. Grünkohl unterrühren und 5 Minuten mitköcheln lassen. Mandelmus und Limettensaft einrühren, optional Mandeldrink ergänzen. Mit Salz und Pfeffer abschmecken. Das Dhal auf Schalen verteilen, mit Tempeh toppen und servieren.

ANTIENTZÜNDLICHE SHORT FACTS

- Grünkohl enthält mehr Vitamin C als Orangen, viel Kalzium und sekundäre Pflanzenstoffe (z. B. Kaempferol).
- Linsen und Tempeh liefern zusammen vollständige pflanzliche Proteine und sättigen nachhaltig.
- Kurkuma, Kreuzkümmel und Mandelmus wirken antientzündlich und hormonfreundlich.

TIPP Wenn du keinen Grünkohl bekommst oder eine mildere Variante bevorzugst, kannst du das Gericht auch mit 300 g Babyspinat zubereiten. In diesem Fall den Spinat erst am Ende unter das gegarte Dhal heben und nur kurz zusammenfallen lassen.

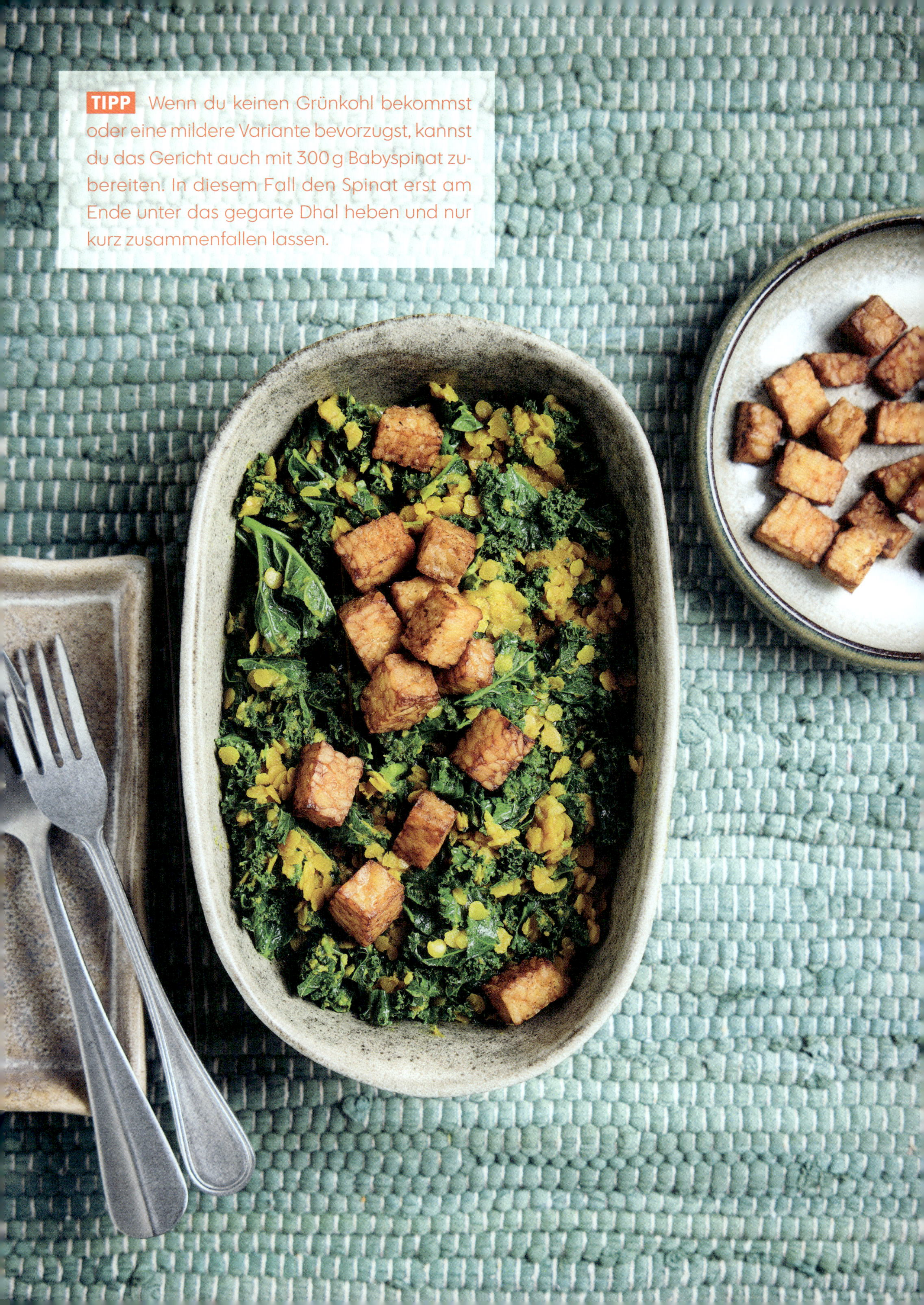

BUCHWEIZENNUDEL-PFANNE MIT PAK CHOI UND CASHEW-KOKOS-SOSSE

Diese schnelle Nudelpfanne vereint glutenfreie Buchweizennudeln mit cremiger Cashew-Kokos-Soße, knackigem Pak Choi und gerösteten Pekannüssen. Ideal bei Lipödem, hormonellen Beschwerden, PCOS, Insulinresistenz, Nebennierenschwäche, entzündlichen Hauterkrankungen, oxidativem Stress und PMS. Ein hormonfreundliches Gericht, das beruhigt, nährt und Entzündungen reduziert.

VEGAN ▪ GLUTENFREI ▪ LAKTOSEFREI

NÄHRWERTE (PRO PORTION): 532 KCAL, KH 46 G, P 14 G, F 33 G, BAL 5 G

20 MINUTEN

ZUTATEN FÜR 2 PORTIONEN

250 g Buchweizenspaghetti
250 g Pak Choi
1 EL Olivenöl
1 Prise Salz
2 EL Cashewmus
2 EL Tamari-Soße (glutenfrei)
200 ml Kokosmilch
2 EL Pekannüsse
10 g Koriander, gehackt
2 TL Leinöl

AUSSERDEM

Wok oder Wokpfanne

1. Buchweizenspaghetti nach Packungsanleitung kochen, abgießen und mit kaltem Wasser abschrecken. Pak Choi waschen, halbieren oder grob zerteilen.
2. In einer Pfanne das Olivenöl erhitzen und den Pak Choi ca. 4–5 Minuten anbraten, bis er leicht zusammenfällt. Mit einer Prise Salz würzen.
3. Für die Soße Cashewmus, Tamari-Soße und Kokosmilch in einem kleinen Topf verrühren.
4. Kurz aufkochen und 2–3 Minuten leicht einköcheln lassen, bis eine cremige Konsistenz entsteht. Pekannüsse in einer Pfanne ohne Fett rösten, bis sie leicht gebräunt sind.
5. Nudeln in zwei Bowls anrichten. Pak Choi und Soße darübergeben. Mit Pekannüssen, Koriander und Leinöl toppen. Sofort servieren.

ANTIENTZÜNDLICHE SHORT FACTS

- Pekannüsse liefern antioxidatives Vitamin E, Magnesium und entzündungshemmende Omega-3-Fettsäuren (ALA).
- Buchweizen ist glutenfrei, stärkt die Gefäße und enthält Rutin, ein gefäßschützendes Flavonoid.
- Pak Choi und Koriander enthalten Bitterstoffe und Chlorophyll für die Leberentlastung und Darmgesundheit.

TIPP Alternativ zu Pak Choi kann auch Mangold oder Blattspinat verwendet werden.

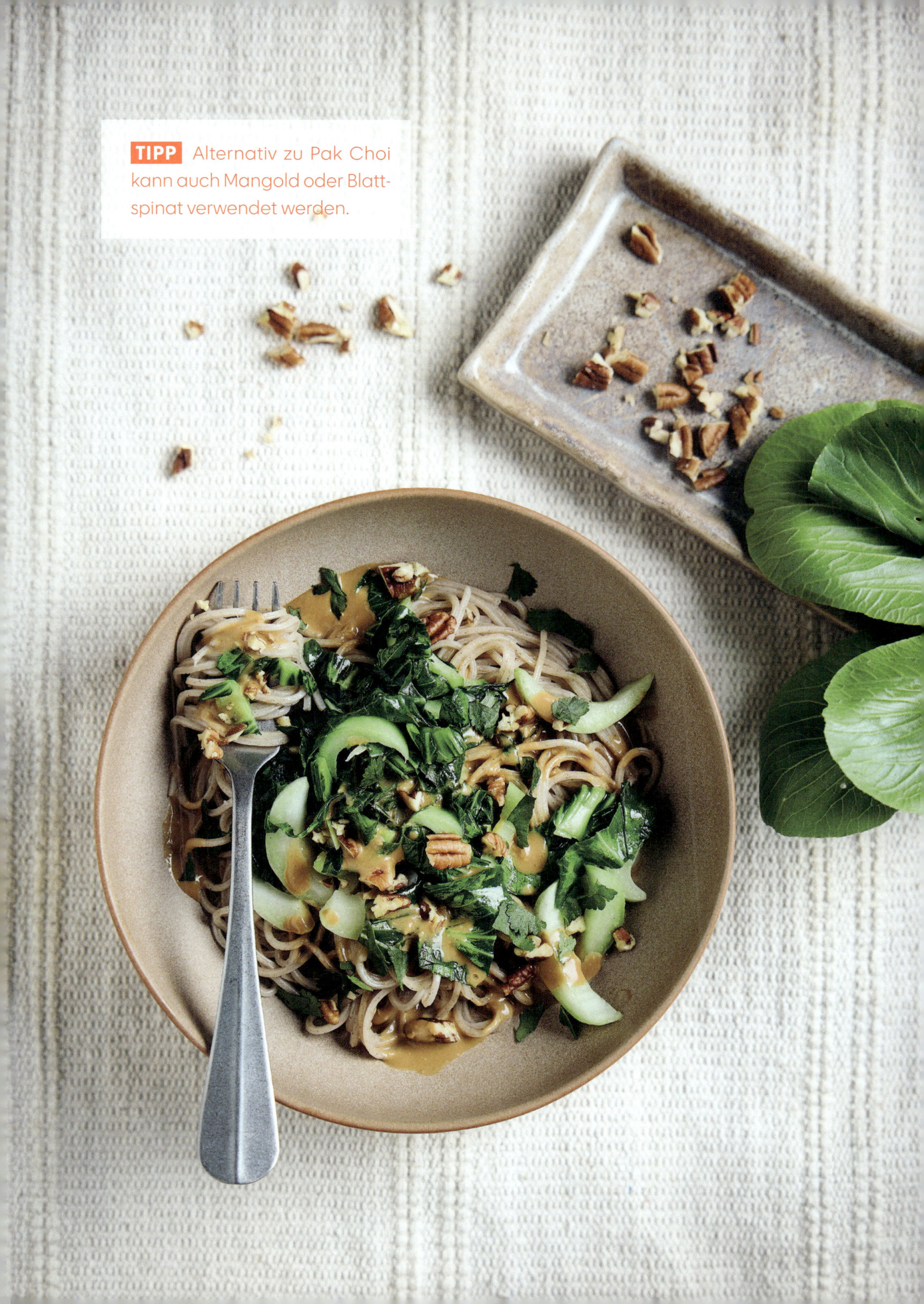

RAHMSPINATKARTOFFELN OHNE SAHNE

Diese Spinat-Kartoffel-Pfanne ist ein cremiges, sättigendes Familiengericht ohne klassische Sahne. Sie liefert hochwertiges pflanzliches Eiweiß, stärkt den Darm und schmeckt besonders Kindern. Ein Alltagsrezept, das immer geht. Einfach, schnell und cremig.

VEGAN ▪ DARMFREUNDLICH
NÄHRWERTE (PRO PORTION): 490 KCAL, KH 68 G, P 18 G, F 14 G, BAL 10 G
40 MINUTEN

ZUTATEN FÜR 2–3 PORTIONEN

FÜR DIE BASIS
600 g festkochende kleine Kartoffeln (z. B. Drillinge)
Salz
250 g frischer Babyspinat
1 Zwiebel
1 Knoblauchzehe
1 EL Olivenöl
½ TL edelsüßes Paprikapulver
1 Prise Muskatnuss, frisch gerieben
schwarzer Pfeffer

FÜR DIE SAHNEALTERNATIVE
360 g Seidentofu
Saft und Abrieb von ½ Bio-Zitrone
3 EL Hefeflocken
1 EL Olivenöl
Salz und schwarzer Pfeffer

1. Für die Basis Kartoffeln waschen und ganz und mit Schale in gesalzenem Wasser ca. 20 Minuten bissfest kochen. Spinat waschen und gut abtropfen lassen. Zwiebel und Knoblauch schälen und fein hacken. Olivenöl in der Pfanne erhitzen und Zwiebel und Knoblauch darin glasig anschwitzen.
2. Kartoffeln abgießen, mit Schale halbieren (je nach Größe auch vierteln). In die Pfanne geben und mit Gewürzen mischen und goldbraun braten. Spinat zugeben, Deckel auflegen und kurz zusammenfallen lassen.
3. Für die Sahnealternative Seidentofu zusammen mit Zitronensaft und Abrieb, Hefeflocken, Olivenöl, Salz und 180 ml Wasser in einen Mixer geben und zu einer cremigen Soße mixen.
4. Soße in die Pfanne geben, kurz einköcheln lassen. Anrichten und mit frischem Pfeffer toppen.

ANTIENTZÜNDLICHE SHORT FACTS

- Spinat liefert Chlorophyll, Magnesium und Polyphenole, die antioxidativ und entzündungsregulierend wirken.
- Zitrone, Muskat und Paprika fördern die Leberfunktion und Verdauung.
- Seidentofu und Hefeflocken bieten hochwertiges pflanzliches Eiweiß – ideal in hormonaktiven Lebensphasen.
- Olivenöl und Kartoffeln ergänzen sich gut für eine sättigende, darmfreundliche Mahlzeit.

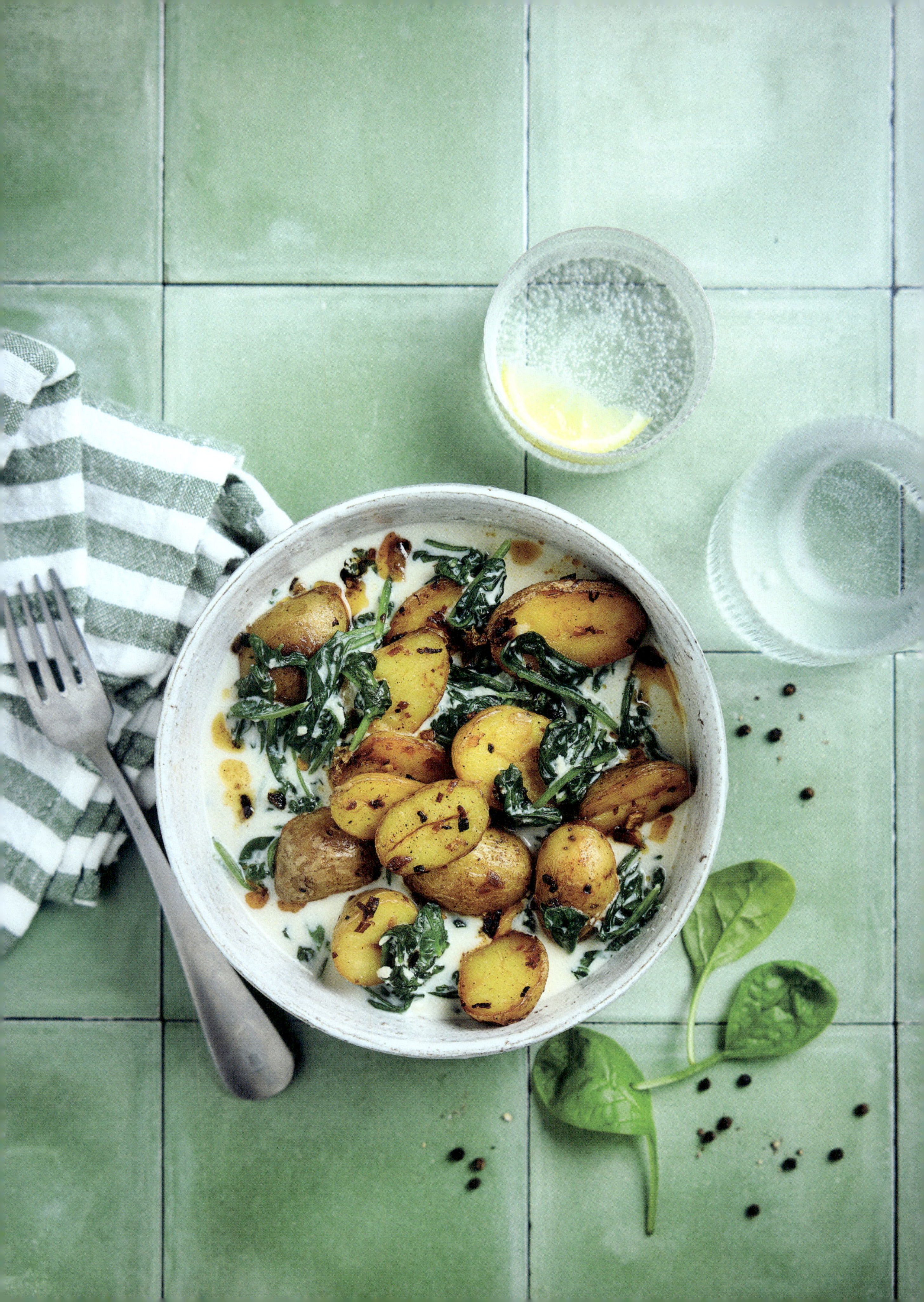

KICHERERBSEN-SPINAT-PFANNE MIT CURRY UND TOMATEN

Diese Kichererbsen-Spinat-Pfanne ist ein echtes Blitzrezept – in unter 10 Minuten fertig, vollgepackt mit pflanzlichem Eiweiß, antientzündlichen und darmfreundlichen Zutaten und ideal für stressige Tage. Ein gesundes Comfort Food für hormonaktive Lebensphasen.

VEGAN ▪ GLUTENFREI ▪ DARMFREUNDLICH

NÄHRWERTE (PRO PORTION): 330 KCAL, KH 38 G, P 14 G, F 9 G, BAL 10 G

10 MINUTEN

ZUTATEN FÜR 2 PORTIONEN

1 Glas Kichererbsen (ca. 265 g Abtropfgewicht)
150 g TK-Blattspinat
200 g gelbe und rote Kirschtomaten
1 rote Zwiebel
1 EL Olivenöl
1–2 TL Currypulver
Salz und schwarzer Pfeffer

1. Kichererbsen in ein Sieb geben, abspülen und abtropfen lassen. Spinat auftauen und gut ausdrücken.
2. Tomaten waschen und vierteln, Zwiebel schälen und fein würfeln.
3. Öl in einer Pfanne erhitzen und die Zwiebel darin glasig anschwitzen. Kichererbsen, Tomaten und Spinat zugeben und 3–4 Minuten braten. Mit Curry, Salz und Pfeffer würzen, noch mal kurz ziehen lassen.

ANTIENTZÜNDLICHE SHORT FACTS

- Kichererbsen liefern pflanzliches Eiweiß, Zink und B-Vitamine – wichtig für Hormonbalance.
- Blattspinat versorgt dich mit Chlorophyll, Eisen und Magnesium.
- Tomaten und Zwiebeln enthalten antioxidative Polyphenole und wirken darmaktivierend.
- Currypulver (mit Kurkuma und Kreuzkümmel) wirkt entzündungshemmend und stoffwechselanregend.

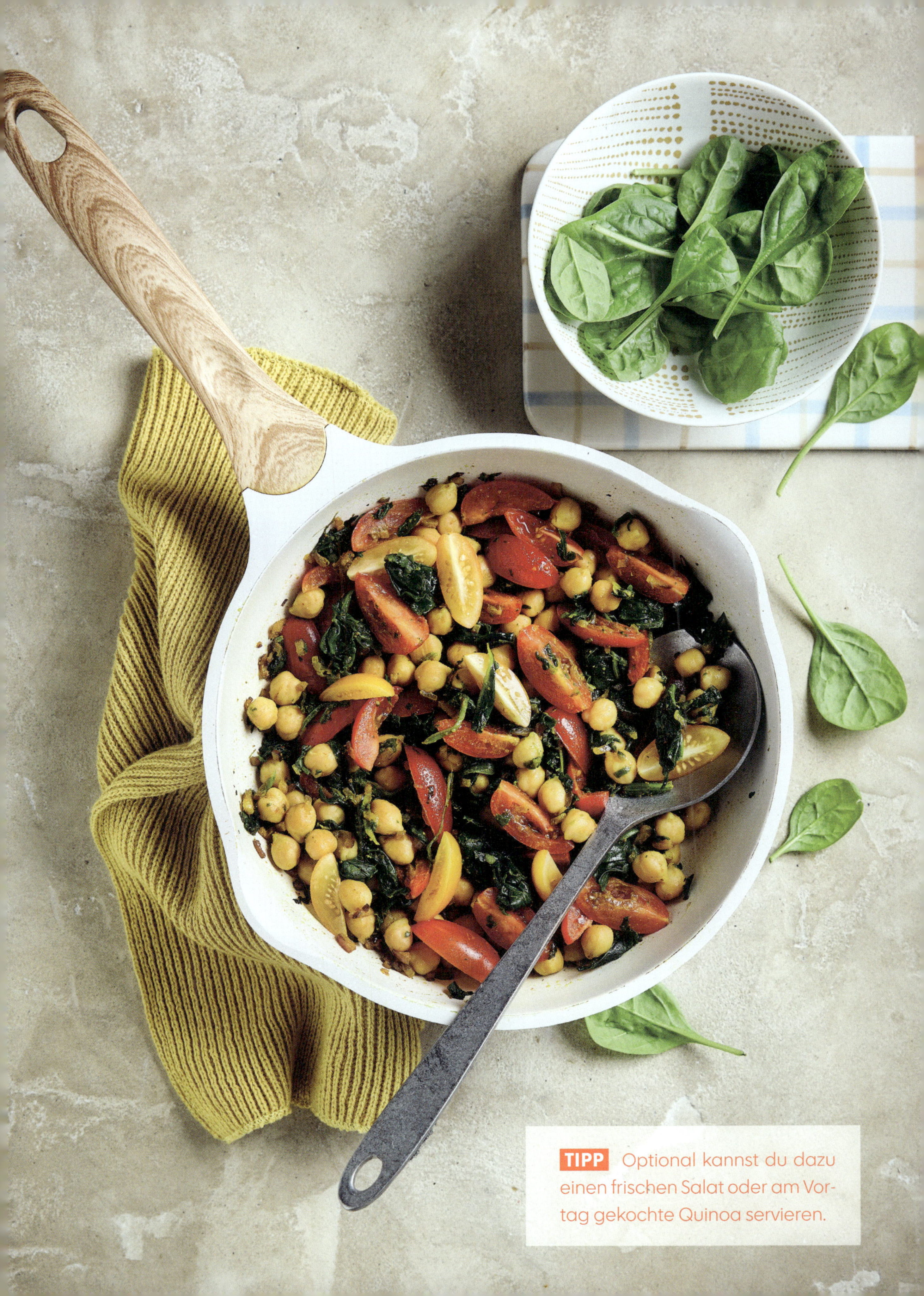

TIPP Optional kannst du dazu einen frischen Salat oder am Vortag gekochte Quinoa servieren.

BUNTES OFENGEMÜSE AUF HUMMUS

Dieses bunte Ofengemüse auf cremigem Hummus ist ein nährstoffreiches Wohlfühlgericht. Es vereint ballaststoffreiches Gemüse, gesunde Fette und entzündungshemmende Gewürze – ideal für Frauen mit hormonellen Dysbalancen, stillen Entzündungen oder Verdauungsproblemen.

VEGAN ▪ GLUTENFREI ▪ EIWEISSREICH ▪ DARMFREUNDLICH

NÄHRWERTE (PRO PORTION): 540 KCAL, KH 46 G, P 19 G, F 28 G, BAL 13 G

30 MINUTEN

ZUTATEN FÜR 2 PORTIONEN

1 kleiner Blumenkohl (ca. 400–450 g)
1 kleine Pastinake
1 kleine Handvoll Grünkohl
1 kleine rote Zwiebel
1 Glas Kichererbsen (ca. 120 g Abtropfgewicht)
2 EL Olivenöl
1 TL mildes Currypulver
½ TL gem. Kurkuma
½ TL gem. Kreuzkümmel
1 Prise schwarzer Pfeffer
Salz

FÜR DEN HUMMUS

siehe Rezept Seite 40

ZUM SERVIEREN

2 EL Granatapfelkerne
1 EL Cashewkerne
1 TL Leinöl
1 EL glatte Petersilie, gehackt

AUSSERDEM

Mixer

1. Den Backofen auf 180 °C Umluft (Ober-/Unterhitze 200 °C) vorheizen.
2. Gemüse waschen und klein schneiden: Blumenkohl in Röschen teilen, Pastinake würfeln, Grünkohl grob hacken. Zwiebel schälen und in Spalten schneiden.
3. Olivenöl und die Gewürze zu einer Marinade verrühren. Das Backblech mit Backpapier auslegen. Blumenkohl, Pastinake, Zwiebel, Grünkohl und Kichererbsen in einer großen Schüssel mit der Marinade vermengen.
4. Auf dem Backblech verteilen und 15–20 Minuten im Ofen rösten, bis alles leicht gebräunt ist.
5. Währenddessen Hummus zubereiten und auf zwei flachen Tellern glatt verstreichen. Das Ofengemüse direkt auf dem warmen Hummus anrichten.
6. Mit Granatapfelkernen, Cashewkernen, Petersilie und Leinöl toppen. Sofort servieren.

ANTIENTZÜNDLICHE SHORT FACTS

- Grünkohl und Blumenkohl liefern Sulforaphan-Vorstufen, Chlorophyll und viele Antioxidantien, welche zellschützend und hormonregulierend wirken.
- Pastinake und Kichererbsen sind ballaststoffreich, darmfreundlich und blutzuckerstabilisierend.
- Kurkuma, Kreuzkümmel und Currypulver unterstützen Verdauung, Leberfunktion und Entzündungshemmung.
- Leinöl, Cashews und Tahini bringen gesunde Fette, Magnesium und pflanzliches Eiweiß.
- Granatapfelkerne liefern Polyphenole zur hormonellen Entlastung und Zellschutz.

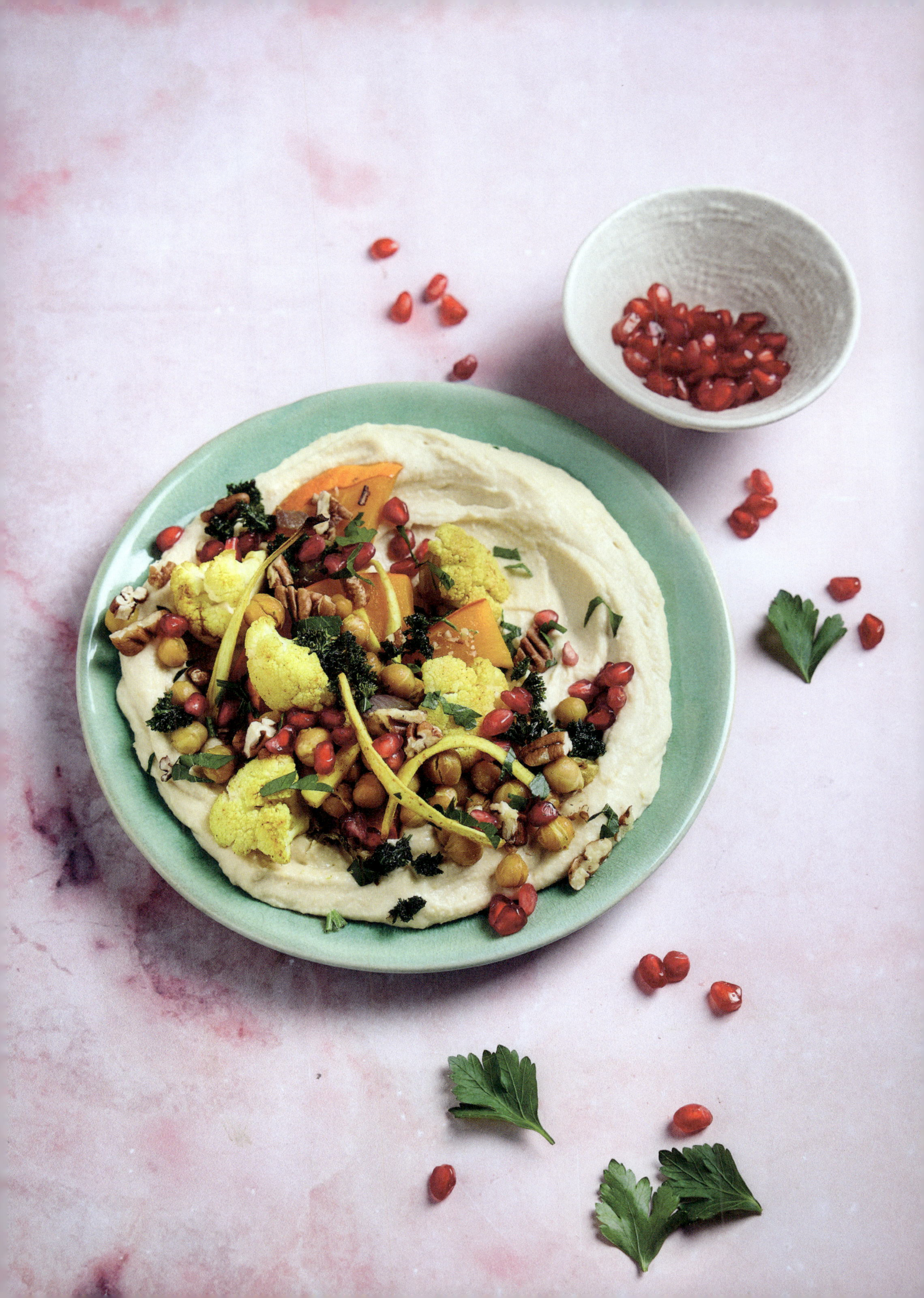

SCHNELLE 7-GEMÜSE-PASTA

Diese cremige Gemüse-Pasta vereint sieben Gemüsesorten in einer leichten, proteinreichen Soße. Ideal für alle, die ihre Mahlzeiten basenüberschüssig, darmfreundlich und leicht halten möchten und mehr Gemüse integrieren wollen, ohne dass es nach »Gemüse« schmeckt.

VEGAN ▪ EIWEISSREICH ▪ DARMFREUNDLICH ▪ BASISCH
NÄHRWERTE (PRO PORTION): 430 KCAL, KH 33 G, P 24 G, F 18 G, BAL 12 G
40 MINUTEN

ZUTATEN FÜR 2 PORTIONEN

1 Zucchini (ca. 250 g)
1 kleine Fenchelknolle (ca. 150 g)
1 gelbe Paprikaschote (150 g)
1 kleine Karotte (100 g)
1 Frühlingszwiebel
2 EL Olivenöl
100 g TK-Erbsen
1 Handvoll Basilikum oder Petersilie (ca. 20–30 g)
50 g Cashews
100 g gekochte weiße Bohnen, gut abgespült
1 EL Zitronensaft und Abrieb von ½ Bio-Zitrone
1 TL getr. Oregano
1 EL Hefeflocken (optional, für Umami)
Salz und schwarzer Pfeffer
100 ml Gemüsebrühe
100 ml Pflanzendrink
250–300 g Pasta nach Wahl (z. B. Kichererbsenpasta)

AUSSERDEM
Mixer oder Hochleistungsblender

1. Zucchini waschen und in kleine Stücke schneiden. Fenchelknolle waschen, den Strunk entfernen und ebenfalls klein würfeln. Paprikaschote waschen, entkernen und würfeln. Karotte waschen, schälen und in dünne Scheiben schneiden. Frühlingszwiebel in Ringe schneiden.
2. Olivenöl in einer großen Pfanne erhitzen. Zucchini, Erbsen, Fenchel, Paprika, Karotte und Frühlingszwiebel bei mittlerer Hitze anbraten, bis sie weich sind und ein leichtes Röstaroma haben.
3. In der Zwischenzeit die Cashews mit kochendem Wasser übergießen und 10 Minuten ziehen lassen. Gemüse kurz abkühlen lassen und Basilikum oder Petersilie dazugeben. Das Gemüse in einen Mixer geben. Weiße Bohnen und die eingeweichten Cashews dazugeben.
4. Zitronensaft, Zitronenabrieb, Oregano, Hefeflocken (optional), Salz, Pfeffer, Gemüsebrühe und Pflanzendrink dazugeben. Alles 2–3 Minuten sehr fein pürieren, bis die Soße komplett cremig und samtig ist. Die Soße bei Bedarf durch ein feines Sieb streichen oder direkt verwenden.
5. Pasta in reichlich Salzwasser nach Packungsangabe kochen und abgießen. Die Soße unter die heiße Pasta mischen, bis sie gut verteilt und leicht aufgewärmt ist.

ANTIENTZÜNDLICHE SHORT FACTS

- Zucchini und Fenchel sind leicht verdaulich und basisch.
- Paprika und Karotte liefern Betacarotin und Vitamin C.
- Kräuter bringen sekundäre Pflanzenstoffe für den Zellschutz mit.
- Bohnen und Cashews liefern pflanzliches Protein und gesunde Fette.
- Zitronensaft sorgt für Frische und Farberhalt.

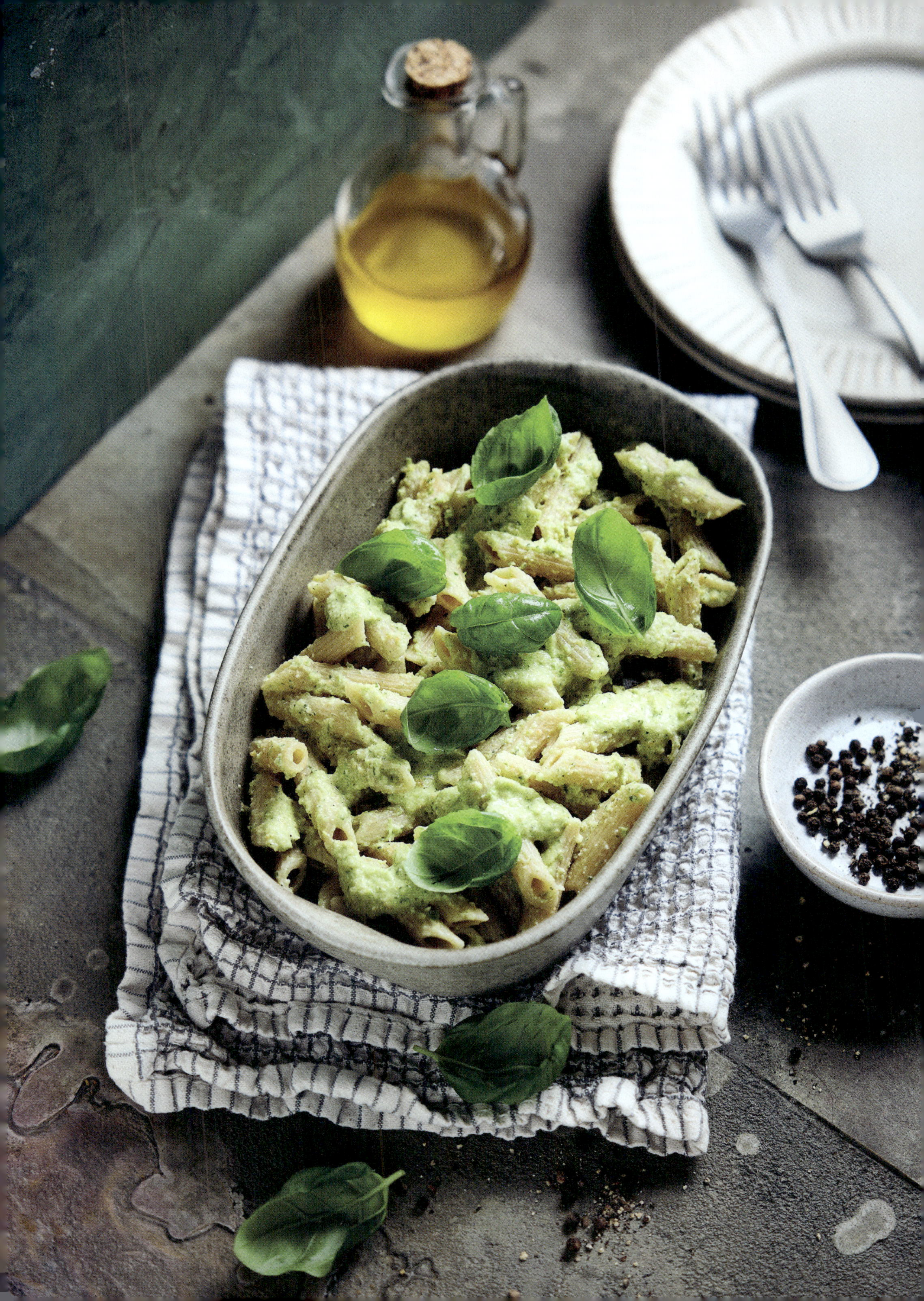

QUINOA-GEMÜSE-TOPF

Dieser Eintopf ist schnell gemacht und ein besonders alltagstaugliches Wohlfühlgericht mit vielen Ballaststoffen, Pflanzenproteinen und entzündungshemmenden Zutaten. Perfekt für Frauen mit Lipödem, PMS, Insulinresistenz, PCOS, Hashimoto, Verdauungsbeschwerden, hormonellen Schwankungen oder chronisch-entzündlichen und Autoimmunerkrankungen.

VEGAN ▪ GLUTENFREI ▪ DARMFREUNDLICH ▪ EIWEISSREICH ▪ BASISCH
NÄHRWERTE (PRO PORTION): 435 KCAL, KH 36 G, P 19 G, F 18 G, BAL 12 G
30 MINUTEN

ZUTATEN FÜR 3 PORTIONEN

2 Schalotten
1 Knoblauchzehe
200 g Süßkartoffeln
150 g Karotten
1 kleine Zucchini oder 1 kleiner Fenchel (ca. 150 g)
½ gelbe Paprikaschote
2 EL Olivenöl
½–1 TL Garam Masala
½ TL gem. Kurkuma (optional)
100 ml Kokosmilch
50 ml Gemüsebrühe
1 EL Cashewmus oder Mandelmus
125 g Quinoa
1 Glas schwarze oder weiße Bohnen (ca. 200 g Abtropfgewicht, gut abgespült)
½ TL Tamari-Soße (oder Sojasoße)
1 EL Zitronensaft
Salz und schwarzer Pfeffer
frische Kräuter nach Wahl (z. B. Koriander, Petersilie oder Minze)

AUSSERDEM
großer Topf oder tiefe Pfanne

1. Schalotten und Knoblauch schälen und fein würfeln. Süßkartoffeln schälen, waschen und in kleine Würfel schneiden (ca. 1 cm). Karotten waschen, schälen und in dünne Scheiben schneiden. Zucchini waschen und würfeln oder Fenchel putzen und in feine Streifen schneiden. Paprikaschoten waschen, entkernen und in kleine Würfel schneiden.
2. Olivenöl in einem großen Topf bei mittlerer Hitze erhitzen. Schalotten und Knoblauch darin glasig anschwitzen. Süßkartoffeln, Karotten, Zucchini (oder Fenchel) und Paprikaschote zugeben und 3 Minuten mitbraten. Garam Masala und Kurkuma einrühren und 1 Minute anrösten, bis es duftet. Kokosmilch und Gemüsebrühe zugeben.
3. Cashewmus einrühren, bis es sich auflöst. Quinoa zugeben und gut umrühren. Bohnen abspülen und ebenfalls in den Topf geben. Alles 10–12 Minuten bei mittlerer Hitze köcheln lassen, gelegentlich umrühren. Das Gemüse sollte weich und die Quinoa locker sein.
4. Mit Tamari, Zitronensaft, Salz und Pfeffer abschmecken. Frische Kräuter waschen, grob hacken und darüberstreuen. Auf Schalen oder Teller verteilen und warm genießen.

ANTIENTZÜNDLICHE SHORT FACTS

- Süßkartoffel und Karotten versorgen dich mit Betacarotin und unterstützen die Zellgesundheit.
- Quinoa und Bohnen liefern hochwertiges pflanzliches Protein und Ballaststoffe, die den Blutzucker stabil halten.
- Kreuzkümmel und Koriander helfen, Entzündungen zu regulieren und den Darm zu beruhigen.
- Zitronensaft und frische Kräuter fördern die Entgiftung und wirken basenbildend.
- Cashewmus bringt gesunde Fette und sorgt für hormonfreundliche Cremigkeit.

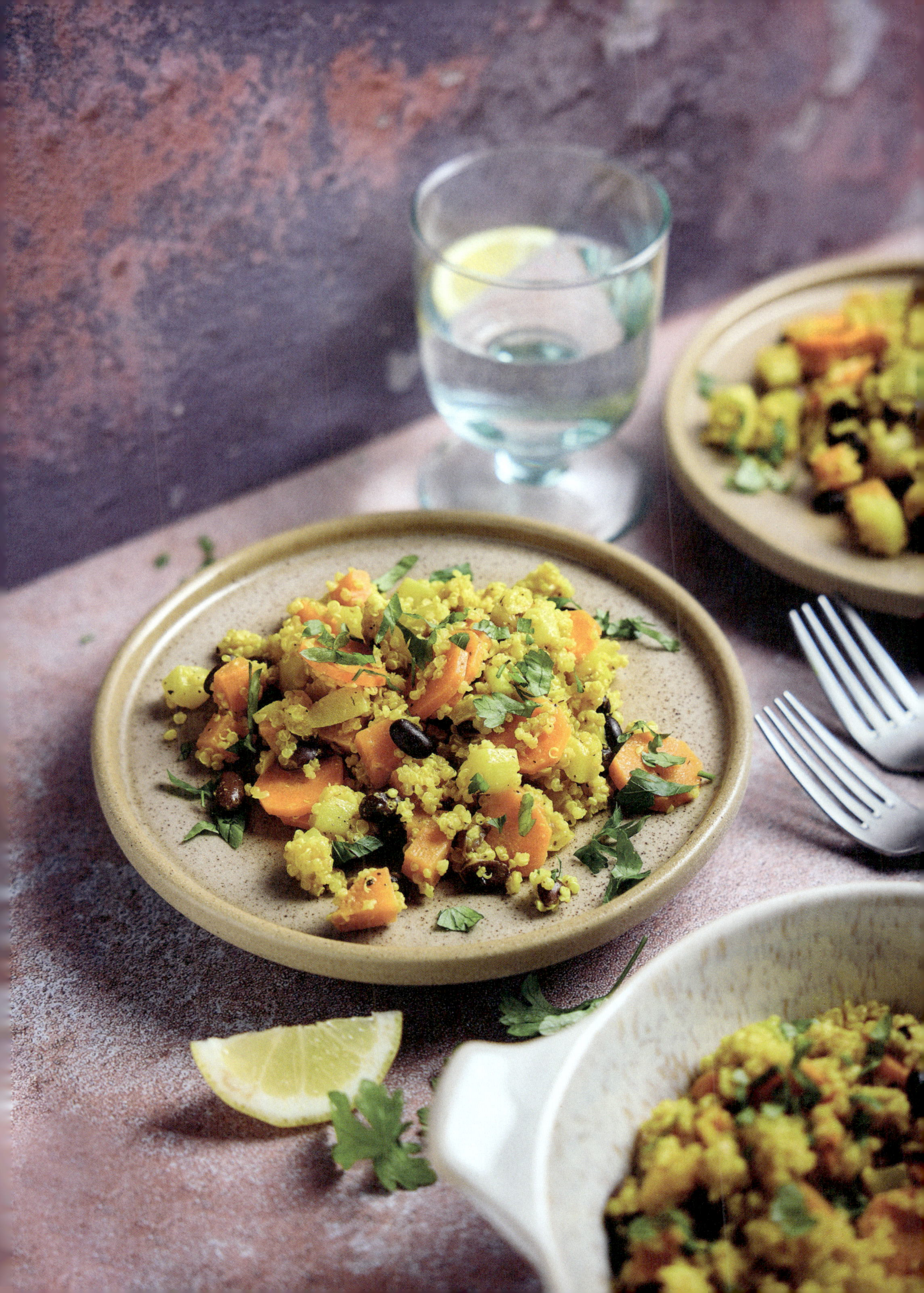

LINSEN-BOLOGNESE

Diese pflanzenbasierte Bolognese bringt die klassische italienische Küche in eine entzündungshemmende Form. Besonders bei Lipödem, PCOS und Hashimoto-Thyreoiditis – denn sie vereint hochwertige pflanzliche Eiweißquellen mit entzündungshemmenden Fettsäuren. Auch bei stillen Entzündungen, Reizdarm und nach dem Absetzen hormoneller Verhütungsmittel kann dieses Gericht helfen, den Körper sanft zu entlasten und zu stabilisieren.

VEGAN ▪ GLUTENFREI ▪ EIWEISSREICH ▪ BALLASTSTOFFREICH ▪ DARMFREUNDLICH

NÄHRWERTE (PRO PORTION): 480 KCAL, KH 37 G, P 24 G, F 18 G, BAL 13 G

35 MINUTEN

ZUTATEN FÜR 4 PORTIONEN

1 große Zwiebel
150 g Karotten
150 g Stangensellerie
100 g Walnüsse
3 EL Olivenöl
700 g passierte Tomaten
Salz
½ TL schwarzer Pfeffer
1 Prise frisch geriebene Muskatnuss
1 Lorbeerblatt (optional)
100 g rote Linsen
3 EL Lupinenschrot

FÜR PASTA UND TOPPING

160 g Buchweizenspaghetti
Salz
2 mittelgroße Zucchini
Hefeflocken (optional)
Basilikum zum Garnieren (optional)

AUSSERDEM

Spiralschneider oder Julienneschäler

1. Zwiebel und Karotten schälen, waschen und fein würfeln. Sellerie waschen und fein würfeln. Walnüsse grob hacken. In einem großen Topf das Olivenöl erhitzen, Zwiebel darin glasig anschwitzen. Karotten, Sellerie und Walnüsse zugeben und 3–4 Minuten anrösten.
2. Für die Soße passierte Tomaten und 150 ml Wasser dazugeben. Mit Salz, Pfeffer, Muskatnuss und optional einem Lorbeerblatt würzen. 15 Minuten köcheln lassen.
3. Nun rote Linsen, Lupinenschrot und weitere 100 ml Wasser unterrühren. Bei schwacher Hitze 10–15 Minuten köcheln lassen, bis alles schön sämig ist. Gelegentlich umrühren. Lorbeerblatt vor dem Servieren entfernen.
4. Buchweizenspaghetti in Salzwasser bissfest garen. Zucchini waschen, zu Zoodles spiralisieren und optional kurz in einer Pfanne ohne Öl erwärmen. Beides mischen.
5. Spaghetti-Zoodle-Mix auf Teller verteilen. Bolognese darübergeben. Mit Hefeflocken und optional Basilikum servieren.

TIPP Koche die Soße direkt in doppelter Menge. Die zweite Hälfte kannst du am Folgetag für das Chili verwenden – das spart Zeit, reduziert Aufwand und macht Meal Prep besonders einfach und effizient.

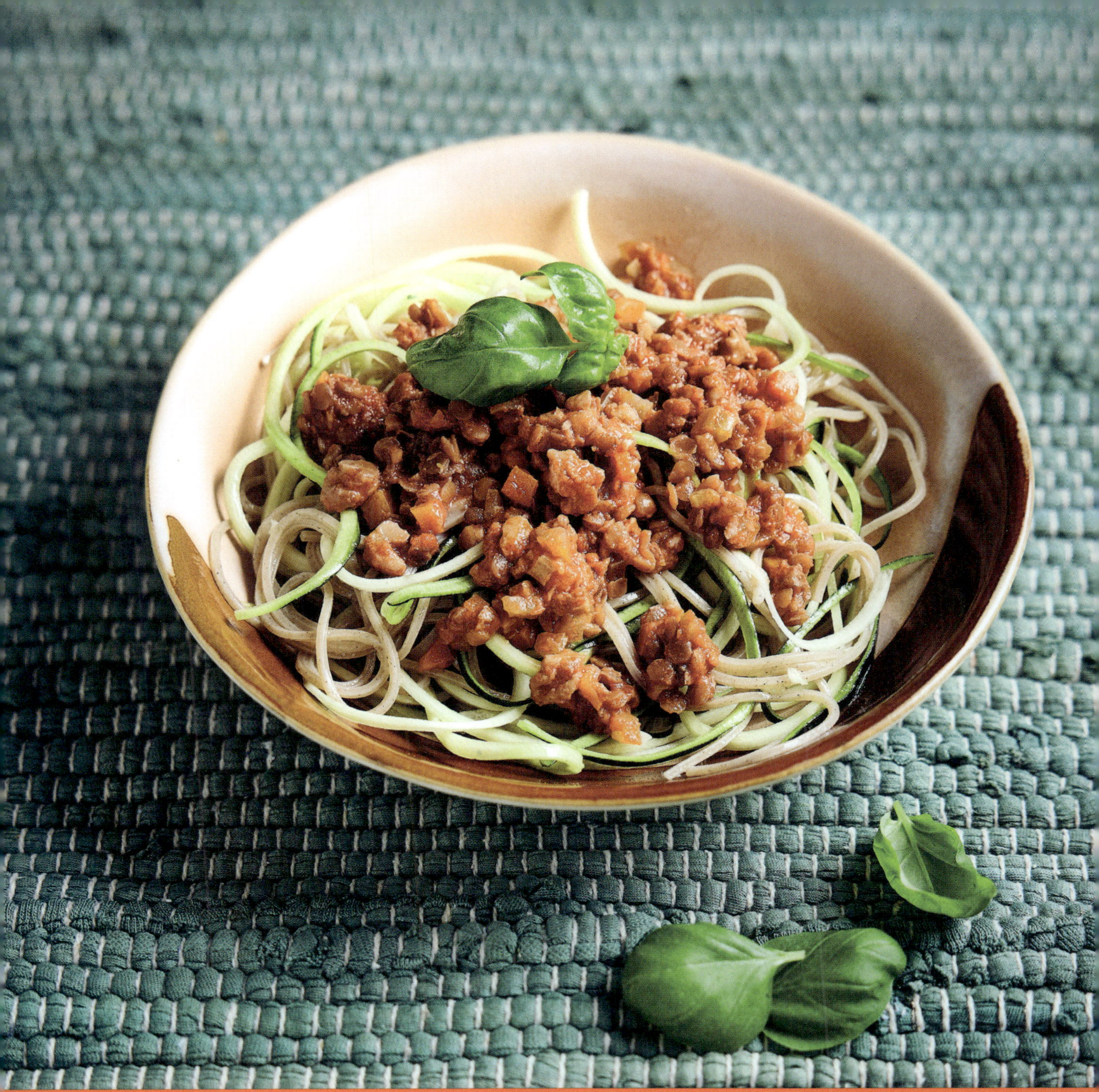

ANTIENTZÜNDLICHE SHORT FACTS

- Walnüsse und Olivenöl liefern gesunde Fette, die helfen können Entzündungen zu reduzieren.
- Lupinenschrot und rote Linsen versorgen dich mit pflanzlichem Eiweiß, Ballaststoffen, Eisen und Zink – allesamt essenziell für Immunfunktion, Muskelaufbau und hormonelle Balance.
- Zucchini bringen sekundäre Pflanzenstoffe, Chlorophyll und Kalium. Sie wirken entwässernd und leberfreundlich.
- Passierte Tomaten (ohne Zusätze) enthalten Lycopin – ein starkes Antioxidans mit entzündungshemmendem Effekt, besonders wenn die Tomaten erhitzt wurden.
- Buchweizen ist reich an Rutin und Quercetin mit gefäßschützender und entzündungshemmender Wirkung, perfekt bei hormonellen Beschwerden.
- Gewürze wie Muskatnuss und schwarzer Pfeffer regen Verdauung und Durchblutung an.

CHILI SIN CARNE MIT SÜSSKARTOFFEL-FETA-KRUSTE

Dieses Chili sin Carne wird im Ofen gegart und erhält durch die Süßkartoffel-Feta-Kruste eine besondere Note. Besonders gut für Frauen mit Insulinresistenz, Lipödem, PCOS, Hashimoto, Verdauungsbeschwerden, PMS oder chronisch-entzündlichen Erkrankungen. Ein wohltuendes Comfort Food, das Heißhunger vorbeugt und das hormonelle Gleichgewicht sanft unterstützt – ohne Verzicht.

VEGETARISCH ▪ GLUTENFREI ▪ EIWEISSREICH ▪ BALLASTSTOFFREICH ▪ DARMFREUNDLICH
NÄHRWERTE (PRO PORTION): 420 KCAL, KH 31 G, P 21 G, F 20 G, BAL 15 G
60 MINUTEN

ZUTATEN FÜR 4 PORTIONEN

FÜR DAS CHILI

1 große Zwiebel
150 g Karotten
150 g Stangensellerie
100 g Walnüsse
3 EL Olivenöl
700 g passierte Tomaten
150 ml Wasser
Salz
½ TL schwarzer Pfeffer
1 Prise Muskatnuss, frisch gerieben
1 Lorbeerblatt (optional)
100 g rote Linsen
3 EL Lupinenschrot
100 ml Gemüsebrühe
1 Glas gekochte schwarze Bohnen oder Kidneybohnen (ca. 200 g Abtropfgewicht, gut abgespült)
1 Msp. Cayennepfeffer, 1 TL Paprikapulver (optional)

FÜR DIE KRUSTE

250 g Süßkartoffeln
100 g Feta
1 EL Olivenöl

AUSSERDEM

ofenfester Topf oder Auflaufform
Hobel

1. Backofen auf 200 °C Ober-/Unterhitze vorheizen.
2. Zwiebel und Karotten schälen, waschen und fein würfeln. Sellerie waschen und fein würfeln. Walnüsse grob hacken. In einem großen Topf das Olivenöl erhitzen, Zwiebel darin glasig anschwitzen. Karotten, Sellerie und Walnüsse zugeben und 3–4 Minuten anrösten.
3. Für die Soße passierte Tomaten und 150 ml Wasser dazugeben. Mit Salz, Pfeffer, Muskatnuss und optional einem Lorbeerblatt würzen. 15 Minuten köcheln lassen.
4. Nun rote Linsen, Lupinenschrot und 100 ml Gemüsebrühe oder Wasser unterrühren. Bei schwacher Hitze 10–15 Minuten köcheln lassen, bis alles schön sämig ist. Gelegentlich umrühren. Lorbeerblatt vor dem Servieren entfernen.
5. Kidneybohnen abspülen und abtropfen lassen, dann unter das Chili rühren. Mit Salz, Pfeffer und optional mit den Gewürzen abschmecken.
6. Süßkartoffel schälen, waschen und in sehr feine Scheiben hobeln. Optional Chili in eine Auflaufform füllen, wenn kein feuerfester Topf verwendet wurde.
7. Süßkartoffelscheiben fächerartig auf das Chili legen. Feta über die Süßkartoffeln bröseln und mit 1 EL Olivenöl beträufeln. In den Ofen geben und ca. 20 Minuten backen, bis die Süßkartoffeln weich und der Feta goldbraun ist. Direkt aus dem Ofen servieren.

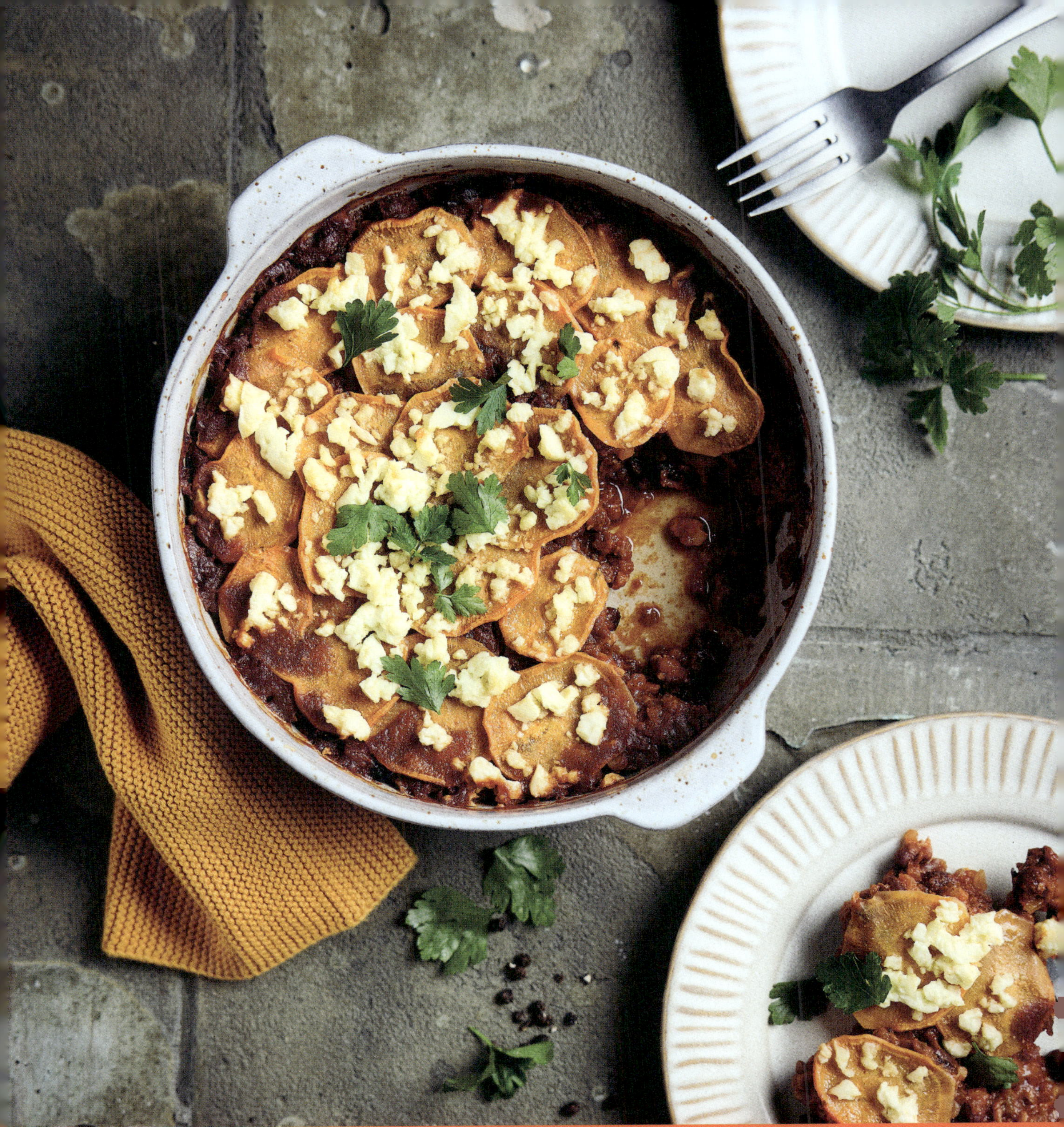

ANTIENTZÜNDLICHE SHORT FACTS

- Walnüsse liefern entzündungshemmende pflanzliche Omega-3-Fettsäuren..
- Linsen und Lupinen sind reich an Ballaststoffen und pflanzlichem Eiweiß – besonders sättigend und günstig fürs Mikrobiom.
- Passierte Tomaten, Sellerie und Karotten bringen sekundäre Pflanzenstoffe wie Lycopin, Polyphenole und Carotinoide ins Spiel.
- Kidneybohnen liefern zusätzliches pflanzliches Eiweiß und Antioxidantien.
- Gewürze wie Pfeffer, Muskat und Cayenne regen die Durchblutung an und verstärken die Resorption bioaktiver Pflanzenstoffe.

SMOOTHIES, SHAKES UND SÄFTE

BALANCE BOOST GREEN SMOOTHIE

Dieser cremige grüne Smoothie ist ideal für Frauen mit Zyklusstörungen, PMS, PCOS und Östrogendominanz, bei chronischer Müdigkeit, Hashimoto oder Heißhungerproblemen, bei Verdauungsbeschwerden oder sensibler Haut sowie hormoneller Dysbalance in den Wechseljahren. Er eignet sich als Meal-Prep-Frühstück, Post-Workout-Snack oder sanfter Hormon-Booster im Alltag – besonders, wenn wenig Zeit zum Kochen bleibt.

VEGAN ▪ GLUTENFREI ▪ BALLASTSTOFFREICH ▪ EIWEISSREICH ▪ DARMFREUNDLICH

NÄHRWERTE (PRO PORTION): 410 KCAL, KH 33 G, P 25 G, F 16 G, BAL 10,7 G

5 MINUTEN

ZUTATEN FÜR 1 PORTION

1 Handvoll Babyspinat oder Grünkohl
½ Apfel (mit Schale, entkernt)
½ Banane (oder 2 Datteln ohne Stein)
¼ Avocado
Saft von 1 Orange
1 daumengroßes Stück Ingwer (mit Schale, gewaschen)
1 TL geschroteter Leinsamen oder 1 TL Leinöl
1 TL Mandelmus
1 EL neutrales pflanzliches Proteinpulver
200 ml Wasser oder 100 ml Wasser + 100 ml Mandeldrink
1 TL Hanfsamen zum Toppen (optional)

AUSSERDEM

Hochleistungsmixer oder starker Standmixer

1. Alle Zutaten in einen Mixer geben. 30–60 Sekunden auf höchster Stufe cremig pürieren.
2. In ein Glas füllen und direkt trinken.
3. Optional mit Hanfsamen toppen.

ANTIENTZÜNDLICHE SHORT FACTS

- Blattgrün und Avocado liefern Chlorophyll, Magnesium und gesunde Fette.
- Orange und Ingwer aktivieren die Leber und verbessern die Nährstoffaufnahme.
- Leinsamen, Mandelmus, Hanfsamen versorgen dich mit Omega-3 und pflanzlichem Eiweiß.
- Eiweißpulver und Ballaststoffe halten den Blutzucker stabil und beugen Heißhunger vor.

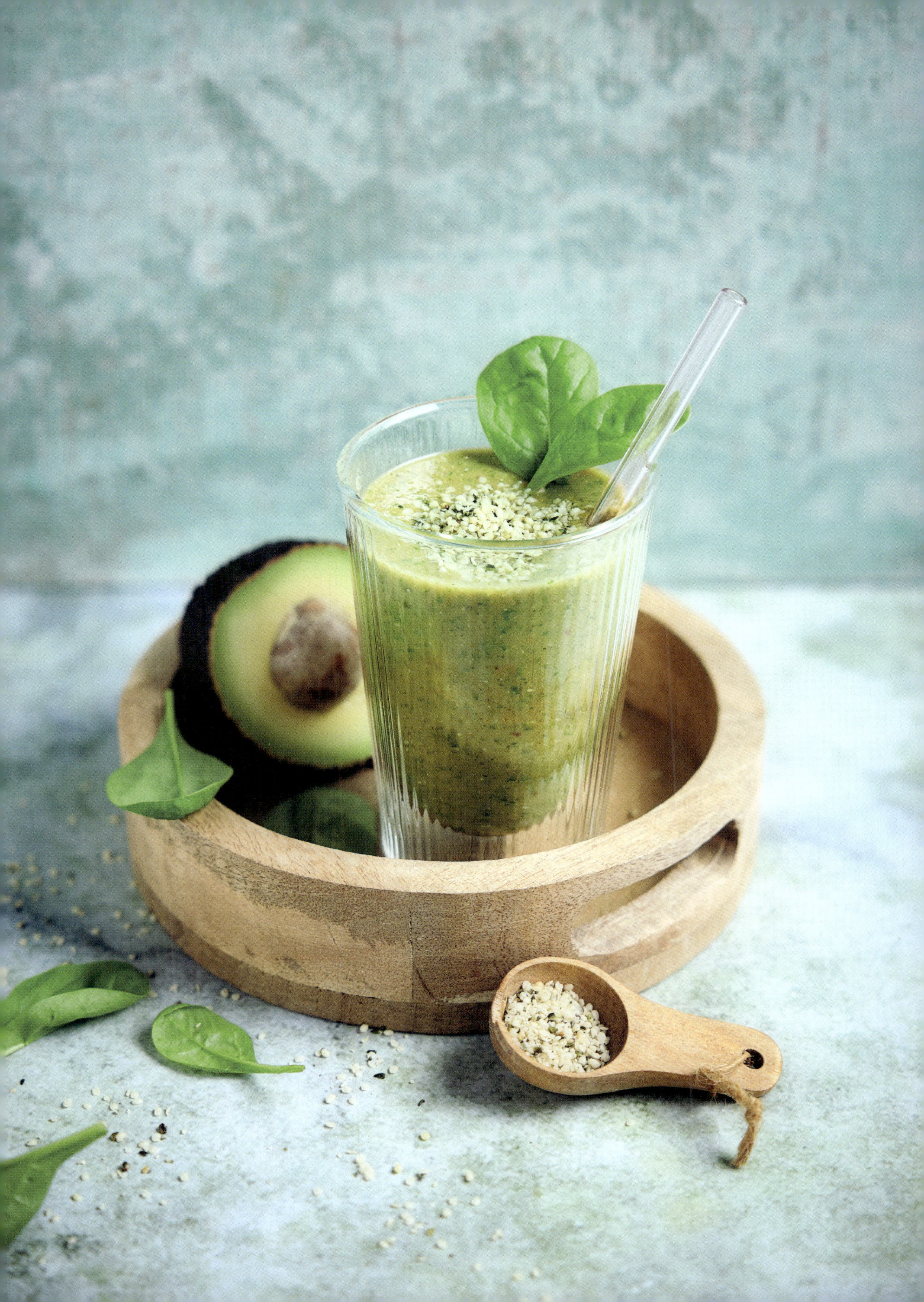

ANTIOXIDANTIEN-SMOOTHIE

Dieser violette Smoothie liefert geballte antioxidative Kraft, pflanzliches Eiweiß und gesunde Fette. Rote Bete, Beeren und Leinsamen wirken entzündungsregulierend und zellschützend – ideal zur Unterstützung der Hormonbalance und Eisenaufnahme, bei Hashimoto, Endometriose oder Nebennierenschwäche. Perfekt als Meal Prep, Frühstück, nach dem Sport oder als schneller Immunbooster bei hormonellen Herausforderungen.

VEGAN ▪ GLUTENFREI ▪ BALLASTSTOFFREICH
NÄHRWERTE (PRO PORTION): 410 KCAL, KH 35,2 G, P 20 G, F 17,2 G, BAL 8,3 G
5 MINUTEN

ZUTATEN FÜR 1 PORTION

100 g rohe Rote Bete, geschält und in Stücke geschnitten
2 Datteln, entsteint
100 g frische oder TK-Heidelbeeren (aufgetaut)
1 TL geschrotete Leinsamen
1 EL Mandelmus
1 EL neutrales veganes Proteinpulver
1 TL Zitronensaft
1 TL Leinöl (optional)
400 ml ungesüßter Mandeldrink
1 TL Hanfsamen zum Toppen (optional)

AUSSERDEM

Hochleistungsmixer oder leistungsstarker Standmixer

1. Alle Zutaten in einen Hochleistungsmixer geben. 30–60 Sekunden auf höchster Stufe mixen, bis der Smoothie cremig ist.
2. Nach Bedarf mit etwas Wasser oder Pflanzendrink verdünnen.
3. In ein Glas füllen und mit Hanfsamen toppen. Sofort trinken.

ANTIENTZÜNDLICHE SHORT FACTS

- Rote Bete und Heidelbeeren sind reich an Antioxidantien und blutbildendem Eisen.
- Mandelmus und Leinöl liefern gesunde Fette, Magnesium und Vitamin E.
- Leinsamen liefern Omega-3-Fettsäuren und sättigen nachhaltig.
- Zitronensaft verbessert die Eisenaufnahme und unterstützt die Leber.
- Eiweißpulver stabilisiert den Blutzucker und unterstützt die Hormonproduktion.

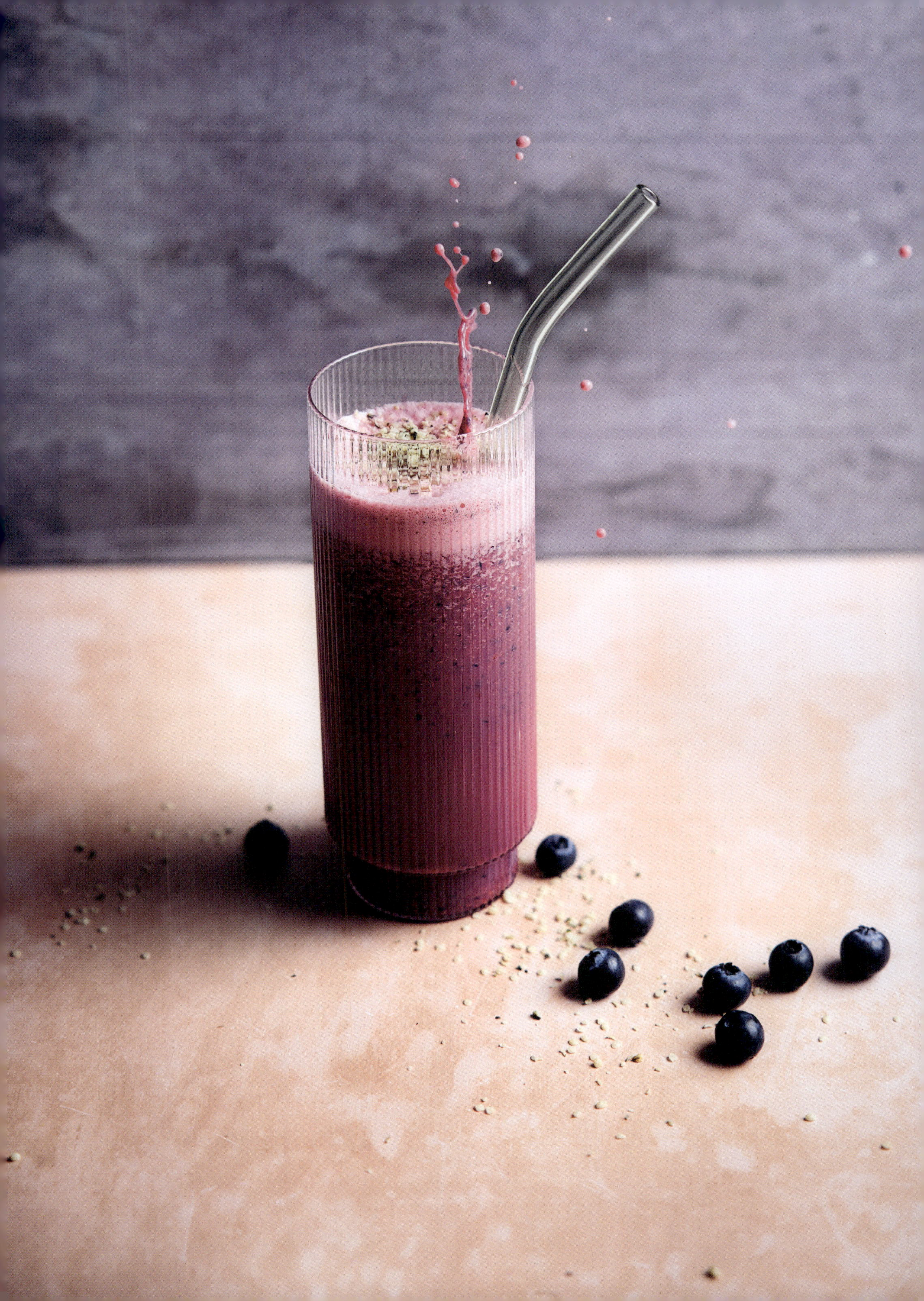

SCHOKO-EIWEISSSHAKE

Dieser Shake liefert hochwertiges pflanzliches Eiweiß, ganz ohne klassisches Proteinpulver. Er ist ideal für alle, die ihre Eiweißzufuhr erhöhen wollen, ohne auf industriell hergestellte Produkte zurückzugreifen. Perfekt für den Vormittag, um Heißhunger am Abend vorzubeugen und den Blutzucker stabil zu halten.

VEGAN ▪ DARMFREUNDLICH ▪ ZUCKERFREI
NÄHRWERTE (PRO PORTION): 411 KCAL, KH 38 G, P 22 G, F 19 G, BAL 10 G
5 MINUTEN

ZUTATEN FÜR 1 PORTION

1 Banane
3 EL Proteinpulver (siehe Seite 50)
150 ml Sojadrink (alternativ Erbsen- oder Mandeldrink)
50 g Sojajoghurt
1 EL Haselnussmus
2 TL Dattelmus (alternativ Yaconsirup, optional)

AUSSERDEM

Hochleistungsmixer oder leistungsstarker Standmixer

1. Alle Zutaten in einem Mixer cremig pürieren. Die Banane sorgt für Süße, Cremigkeit und Bindung.
2. Eiskalt servieren.

ANTIENTZÜNDLICHE SHORT FACTS

- Haselnussmus liefert gesunde Fette, Magnesium und entzündungsregulierendes Vitamin E.
- Das selbst gemachte Proteinpulver vereint natürliche Aminosäurequellen wie Hanfsamen, Kürbiskerne etc. und liefert alle essenziellen Aminosäuren.
- Banane unterstützt mit Kalium und B-Vitaminen die Cortisolregulation.
- Dattelmus enthält lösliche Ballaststoffe für die Darmgesundheit.

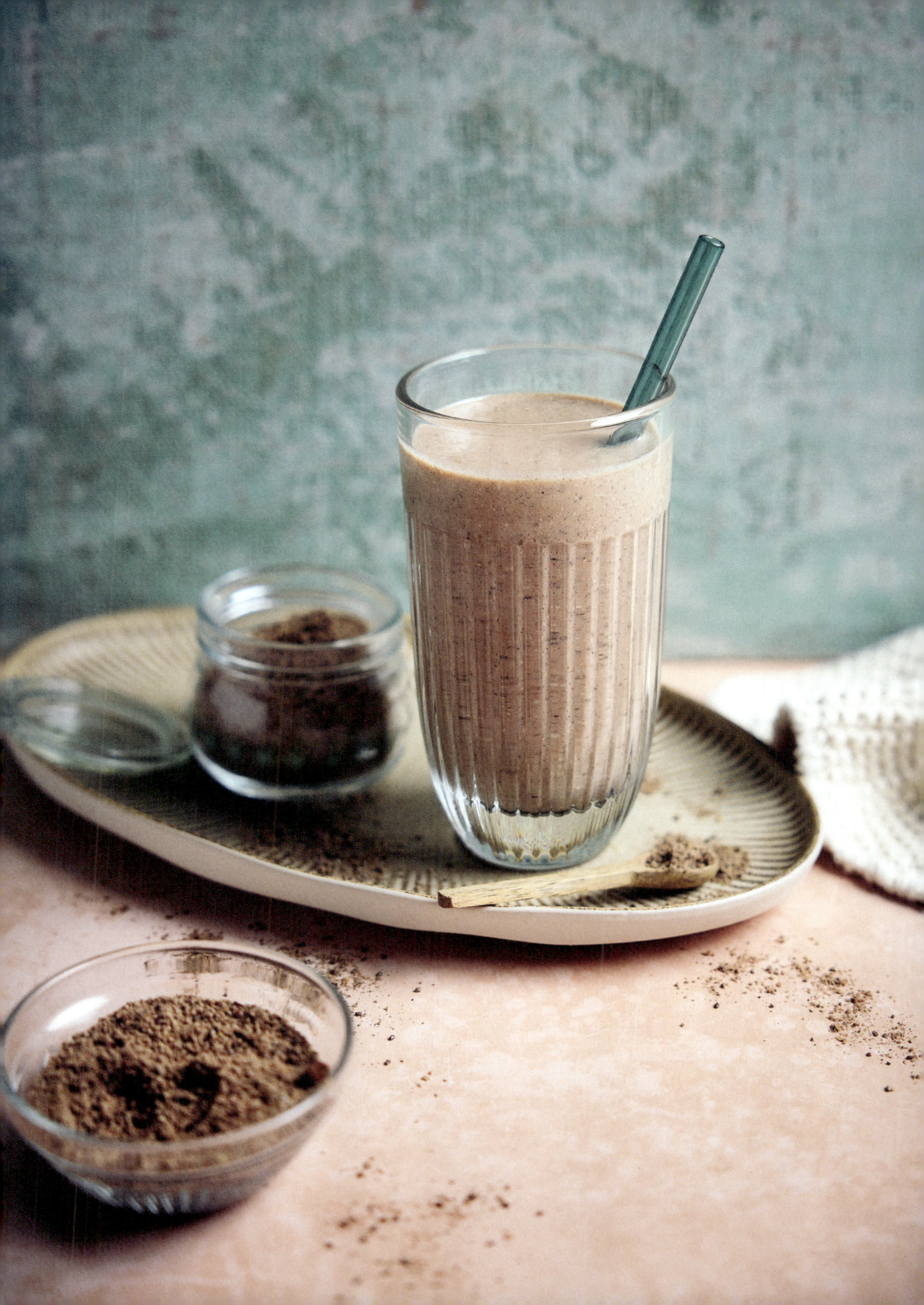

GRANATAPFEL-IMMUNBOOSTER

Dieser kalt gepresste Granatapfel-Shot unterstützt die Hautgesundheit, stärkt das Immunsystem und hilft, zur hormonellen Balance zu finden. Ideal als täglicher Shot für strahlende Haut, entzündungshemmenden Zellschutz und sanfte Hormonregulation.

VEGAN ▪ DARMFREUNDLICH

NÄHRWERTE PRO SHOT (CA. 60 ML): 66 KCAL, KH 14,3 G, P 1,3 G, F 1,7 G, BAL 3,3 G

15 MINUTEN

ZUTATEN FÜR 9 SHOTS À 60 ML

2 Bio-Zitronen
2 Bio-Orangen
20 g Ingwer
1 kleine Kurkumawurzel
Kerne von einem Granatapfel
1 Staudensellerie
1 Prise schwarzer Pfeffer
1 TL Leinöl

AUSSERDEM

Entsafter oder Slow Juicer
Kleine Shot-Gläschen mit Deckel oder eine Flasche

1. Von den Zitronen und Orangen oben und unten ein Stück abschneiden, auf eine Schnittfläche setzen und die Schale dünn abschneiden. Ingwer und Kurkuma schälen.
2. Die Kerne des Granatapfels herauslösen. Sellerie waschen und die Stangen halbieren.
3. Alles zusammen in einen Slow Juicer geben und zu einem Saft pressen.
4. Für eine bessere Aufnahme des Curcumins 1 Prise Pfeffer und 1 TL Leinöl in den Saft einrühren.

ANTIENTZÜNDLICHE SHORT FACTS

- Granatapfelkerne sind reich an Polyphenolen, die antioxidativ, zellschützend und hautstraffend wirken. Zudem liefern sie Phytoöstrogene, die bei hormonellen Schwankungen helfen.
- Vitamin C aus Zitrusfrüchten unterstützt die Kollagenbildung.
- Leinöl ist entzündungsregulierend und hautbarrierestärkend.
- Curcumin und Ingwer wirken antioxidativ, fördern die Durchblutung, ideal bei fahler Haut.
- Ingwer und Kurkuma wirken antientzündlich.
- Sellerie und Granatapfel fördern Leberentgiftung und Östrogenabbau.

Haltbarkeit und Lagerung

In gut verschlossener Flasche: 2–3 Tage im Kühlschrank (4–6 °C). Eine dunkle Glasflasche schützt vor Licht, ideal ist Braunglas. Luftdicht verschließen, um Oxidation zu verhindern.

Hinweis zur Herstellung ohne Slow Juicer

Du kannst alle Zutaten auch mit einem Hochleistungsmixer zerkleinern und den Saft anschließend durch ein feines Sieb, einen Nussmilchbeutel oder ein sauberes Geschirrtuch filtern.

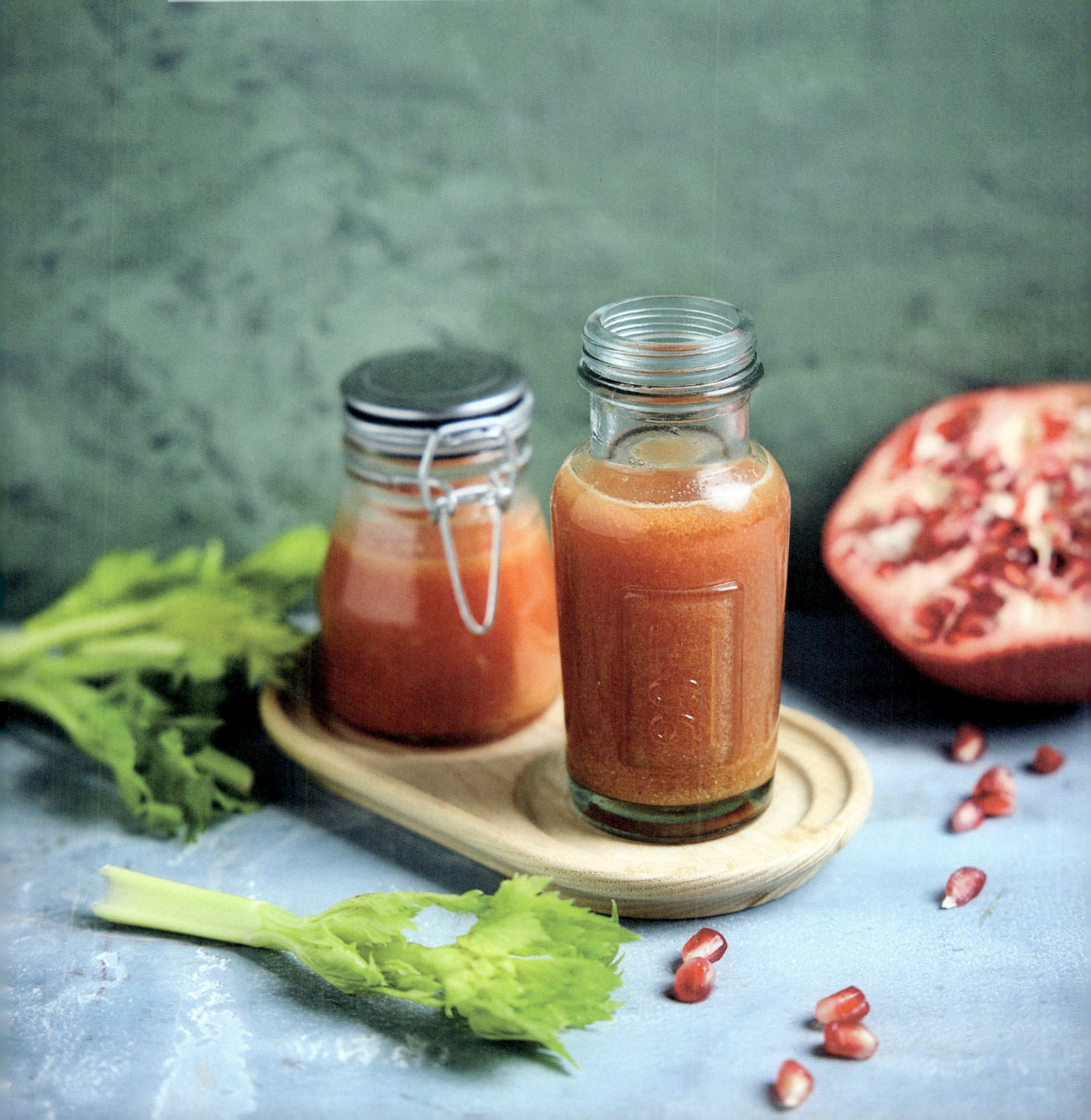

GOLDENER-MORGEN-SHOT

Der Goldene-Morgen-Shot ist ein kraftvoller Start in den Tag: Er kombiniert frische Kurkuma und Ingwer mit Zitrusfrüchten zu einem natürlichen Immunbooster. Das enthaltene Curcumin wird durch Pfeffer und Leinöl optimal aufgenommen. Ideal für Frauen mit Lipödem, Endometriose, chronischen Entzündungen, PMS, Zyklusbeschwerden, hormoneller Dysbalance, Hashimoto, Erschöpfung oder bei Leberüberlastung.

VEGAN ▪ DARMFREUNDLICH ▪ BASISCH
NÄHRWERTE PRO SHOT (MIT LEINÖL): 25 KCAL, KH 5 G, P 1 G, F 1 G
15 MINUTEN

ZUTATEN FÜR 10 SHOTS À CA. 30–35 ML

25 g frischer Ingwer
25 g frische Kurkumawurzel
3 Bio-Zitronen
2 Orangen oder 2 Äpfel
1 Prise schwarzer Pfeffer
1 TL Leinöl (optional)
1 TL Yaconsirup oder Dattelsirup

AUSSERDEM

Slow Juicer oder starker Entsafter
kleine Glasflasche oder Shot-Fläschchen

1. Ingwer und Kurkuma schälen und in Stücke schneiden.
2. Zitronen und Orangen (falls verwendet) schälen. Äpfel waschen, vierteln, entkernen und in Stücke schneiden.
3. Alles nacheinander durch einen Slow Juicer/Entsafter geben. Pfeffer, Leinöl und optional Yaconsirup einrühren.
4. In eine saubere Glasflasche füllen, kühl lagern und vor Gebrauch gut schütteln.

ANTIENTZÜNDLICHE SHORT FACTS

- Ingwer und Kurkuma hemmen Entzündungsenzyme und stärken das Immunsystem.
- Zitrone und Orange liefern Vitamin C und sekundäre Pflanzenstoffe für Zellschutz und Leber.
- Pfeffer und Leinöl machen Curcumin aus Kurkuma überhaupt erst bioverfügbar.
- Yaconsirup wirkt präbiotisch und verbessert die Verträglichkeit bei empfindlichem Magen.

Haltbarkeit und Lagerung

In gut verschlossener Flasche: 2–3 Tage im Kühlschrank (4–6 °C). Eine dunkle Glasflasche schützt vor Licht, ideal ist Braunglas. Luftdicht verschließen, um Oxidation zu verhindern.

Hinweis zur Herstellung ohne Slow Juicer

Alternativ kannst du alle Zutaten im Hochleistungsmixer pürieren und den Saft anschließend durch ein feines Sieb, einen Nussmilchbeutel oder ein sauberes Tuch auspressen.

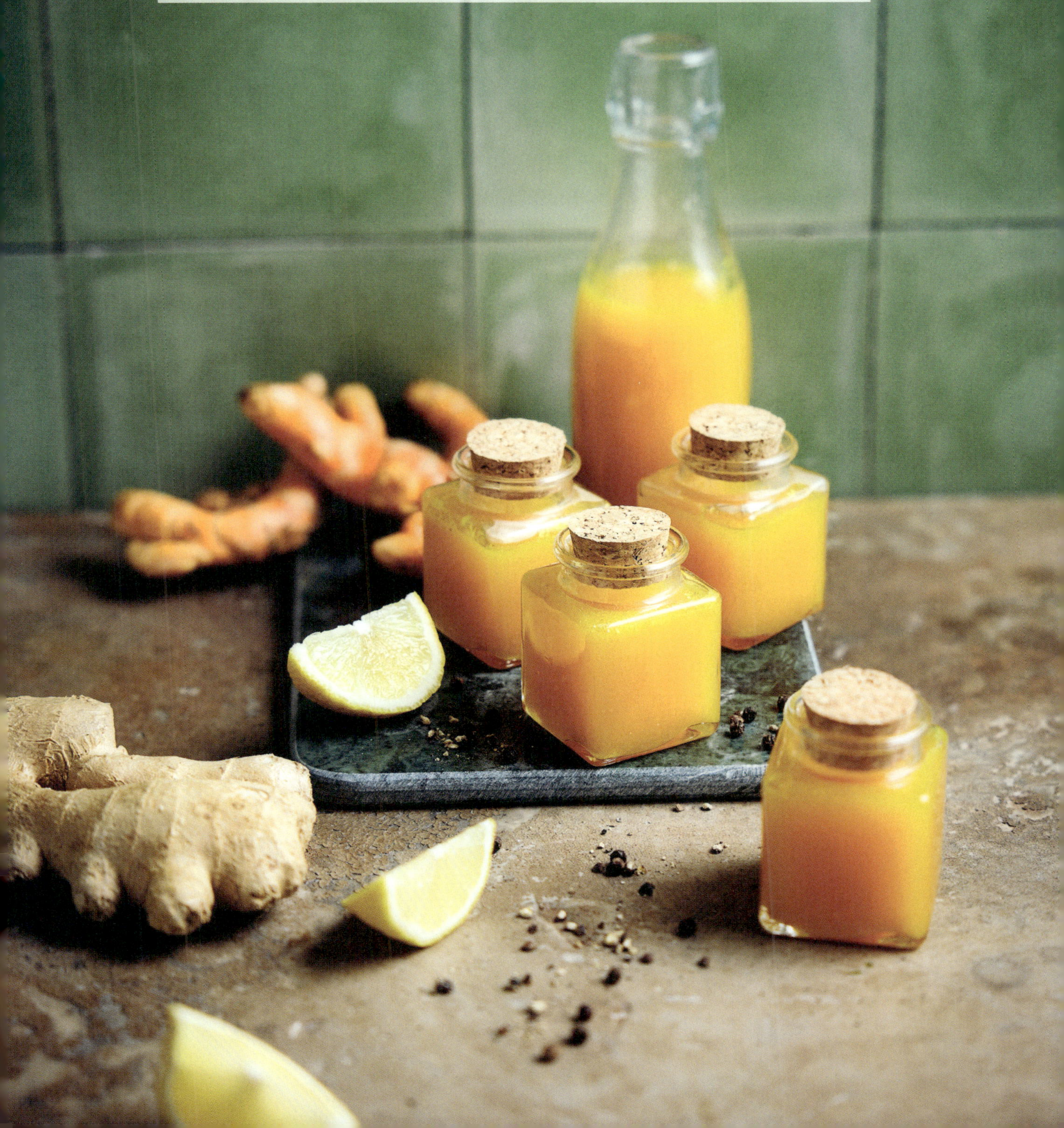

KAPITEL 5

DEIN ZYKLUS, DEINE REZEPTE

MENSTRUATION (TAG 1–5)

In dieser Phase ist der Körper geschwächt. Häufige Beschwerden sind Menstruationskrämpfe, Stimmungsschwankungen, Kopfschmerzen und Müdigkeit, aber auch Rückenschmerzen, Übelkeit oder Veränderungen im Appetit. Der Körper braucht Wärme, Ruhe und leicht verdauliche Nährstoffe. Ballaststoffe, gesunde Fette und entzündungshemmende Mikronährstoffe regulieren den Heißhunger, stabilisieren den Blutzucker, unterstützen die Hormonbalance und lindern Menstruationsbeschwerden. Eisen hilft gegen den Blutverlust.

REZEPT	WIRKUNG
Kakaopudding Mood Boost (Seite 64)	Der Pudding wirkt durch seine Kombination aus Nährstoffen und gesunden Fetten beruhigend, nährend und ist leicht verdaulich – ideal bei Erschöpfung oder Unterleibsbeschwerden.
Berry Bliss Quinoa Porridge (Seite 66)	Die Mischung aus Beeren, Quinoa und Zitronensaft wirkt antioxidativ und blutzuckerstabilisierend. Hilft, den erhöhten Nährstoffbedarf dieser Phase zu decken und unterstützt den Hormonstoffwechsel, sodass Energie und Wohlbefinden konstant bleiben.
Cremiges Hirsefrühstück mit Apfel, Mandel und Zimt (Seite 70)	Hirse ist reich an Eisen und Silizium. Perfekt, um Blutverlust auszugleichen und das Bindegewebe zu stärken. Zimt wirkt entzündungshemmend und unterstützt bei Menstruationskrämpfen.
Quinoa-Pilz-Bowl (Seite 80)	Die Bowl ist leicht verdaulich, enthält viele entzündungshemmende Pflanzenstoffe und unterstützt den Körper sanft bei der Regeneration. Quinoa, Spinat und Zwiebeln sind eisen- und folatreiche Zutaten, die den Blutverlust ausgleichen.
Frühstücks-Ofen-One-Pot (Seite 76)	Kichererbsen, Ei und Champignons liefern Eisen, Zink und B-Vitamine, die den Blutverlust ausgleichen und den Körper bei der Regeneration unterstützen.
Crunchy Rainbow-Gemüsesalat (Seite 82)	Das enthaltene Gemüse liefert wichtige Mikronährstoffe für den Östrogen- und Progesteronstoffwechsel. Das pflanzliche Eiweiß sättigt und stabilisiert gegen Stimmungsschwankungen.
Baked Bowl mit Süßkartoffeln (Seite 84)	Die Bowl liefert ballaststoffreiche Kohlenhydrate, gesunde Fette und entzündungshemmende Mikronährstoffe, die Heißhunger regulieren, den Blutzucker stabilisieren und die Hormonbalance sanft unterstützen.
Gelbe Erbsensuppe (Seite 94)	Die gelben Erbsen liefern pflanzliches Eiweiß und Eisen, der Ingwer wirkt krampflösend und die Suppe ist insgesamt besonders magen- und darmfreundlich: ideal bei Unterleibsschmerzen, Appetitlosigkeit oder Energietiefs.

FOLLIKELPHASE (TAG 6–14)

Nach der Menstruation braucht der Körper Nährstoffe, um wieder in die Kraft zu kommen.

In dieser Zyklusphase steigt der Östrogenspiegel langsam an, es wird neue Schleimhaut aufgebaut und der Körper ist auf Energieaufbau und Zellregeneration programmiert. Jetzt läuft der Stoffwechsel auf Hochtouren! Der Körper braucht Ballaststoffe für den Östrogenabbau und leicht verdauliche Proteine, Mineralstoffe, komplexe Kohlenhydrate und pflanzliche Mikronährstoffe für den Schleimhautaufbau.

In dieser Phase kann man Kohlenhydrate besonders gut verwerten und der Körper ist besonders aufnahmefähig für Mikronährstoffe.

REZEPT	WIRKUNG
Karotten-Kraftbrot mit Lupinenschrot (Seite 48)	Dieses Brot liefert komplexe Kohlenhydrate, Eiweiß und gesunde Fette – perfekt für hormonelle Balance, stabile Energie und Muskelaufbau. Die Kombination aus Karotten, Nüssen und Hafer stärkt die Leber, und liefert Betacarotin.
Carrot Cake Overnight Oats (Seite 62)	Die Kombination aus komplexen Kohlenhydraten, pflanzlichem Protein und Zimt hilft, den Blutzuckerspiegel zu stabilisieren und Heißhunger zu reduzieren. Die fermentierenden Haferflocken und der pflanzliche Joghurt stärken das Mikrobiom – wichtig für den Östrogenabbau und eine stabile Stimmungslage.
Kakaopudding Mood Boost (Seite 64)	Das Magnesium aus Rohkakao, Omega-3-Fettsäuren aus Chia und pflanzliches Eiweiß unterstützen die Serotoninbildung, lindern Reizbarkeit und stabilisieren den Blutzucker.
Espresso Overnight Oats (Seite 68)	Die Kombination aus Hafer, Chiasamen und Pflanzendrink versorgt dich mit komplexen Kohlenhydraten, Ballaststoffen und unterstützt die Verdauung – plus einem sanften Koffein-Kick, der dich fokussiert, ohne den Blutzucker zu stressen.
Kichererbsen-Wrap (Seite 74)	Der Wrap liefert komplexe Kohlenhydrate aus Kichererbsenmehl, hochwertiges pflanzliches Eiweiß und gesunde Fette – ideal, um deine hormonelle Balance zu stärken. Die Bitterstoffe im Rucola regen die Leberfunktion an, was den natürlichen Östrogenabbau unterstützt.
Gemüse-Hirse-Topf mit crunchy Bohnen (Seite 98)	Die Kombination aus komplexen Kohlenhydraten, Eiweiß und entzündungshemmendem Gemüse unterstützt die Hormonbildung und liefert dir leicht verdauliche Energie für körperliche und geistige Aktivität.
Kürbissuppe mit Pesto (Seite 106)	Diese Suppe liefert leicht verdauliches Eiweiß und Mineralstoffe in einer wärmenden, hormonfreundlichen Kombination. Ideal für eine stabile Blutzuckerkurve an stressigen Tagen.
Kichererbsen-Wintergemüse-Eintopf (Seite 108)	Dieser Eintopf liefert Proteine, komplexe Kohlenhydrate und pflanzliche Mikronährstoffe ohne zu beschweren, aber mit nachhaltiger Sättigung – eine ideale Unterstützung beim Gewebeaufbau.

→

REZEPT	WIRKUNG
Mediterrane Quinoa-Pizza (Seite 114)	Die Quinoa liefert wertvolle pflanzliche Proteine, während Spinat und Schafskäse deine Mineralstoffspeicher auffüllen. Die mediterranen Kräuter und Kurkuma wirken entzündungsregulierend und unterstützen die hormonelle Balance.
Schnelle 7-Gemüse-Pasta (Seite 128)	Gemüsevielfalt, pflanzliches Protein und viele Mikronährstoffe unterstützen den Aufbau von Schleimhaut und versorgen den Körper mit frischer Energie.
Linsen-Bolognese (Seite 132)	Die eiweißreiche und zellschützende Mahlzeit liefert alles, was du für hormonelle Balance, Muskelaufbau und ein stabiles Energielevel brauchst – ohne schwer im Magen zu liegen.
Balance Boost Green Smoothie (Seite 138)	Frisches Blattgemüse, gesunde Fette und leicht verdauliches Eiweiß, unterstützt von basischen Mineralstoffen, stabilisieren den Blutzucker und helfen, energiegeladen in den Tag zu starten – ganz ohne Überforderung für den Darm.
Beeren-Protein-Bowl (Seite 88)	Diese Bowl liefert hochwertiges pflanzliches Eiweiß, reichlich Antioxidantien und gesunde Fette – ideal, um die körpereigene Östrogenbildung zu unterstützen, die Haut zum Strahlen zu bringen und mit Power in die neue Zyklusphase zu starten – ohne dabei den Blutzucker zu stressen.
Antioxidantien-Smoothie (Seite 140)	Der Smoothie liefert Antioxidantien, pflanzliches Eiweiß und Eisenhelfer – ideal, um den Körper frisch, energiegeladen und hormonell gestärkt in die neue Zyklusphase zu begleiten.
Granatapfel-Immunbooster (Seite 144)	Dieser Shot versorgt den Körper besonders gut mit Antioxidantien und Mikronährstoffen. Er unterstützt die Leberentgiftung, verbessert die Kollagenbildung und hilft, fokussiert zu bleiben.
Goldener-Morgen-Shot (Seite 146)	Die enthaltenen Antioxidantien, Bitterstoffe und das Vitamin C aus den Zitrusfrüchten fördern die natürliche Entgiftung, regulieren den Östrogenstoffwechsel und unterstützen die Leber auf sanfte Weise.

EISPRUNG (TAGE 13–16)

In dieser Phase fühlt sich dein Körper oft energiegeladen. Die Hormone sind besonders aktiv. Wenn du empfindlich auf histaminreiche Lebensmittel reagierst oder zu Migräne neigst, kann es rund um den Eisprung helfen, für ein bis zwei Tage auf gereiften Käse, Alkohol und stark verarbeitetes Fleisch zu verzichten. Stattdessen solltest du frisch gekochtes, warmes und möglichst einfaches Essen wählen.

REZEPT	WIRKUNG
Thai-Nudelsuppe mit Kokos und Spinat (Seite 102)	Diese leichte, nährstoffreiche Mahlzeit ist ideal, um dein Energielevel aufrechtzuerhalten. Sie liefert viele Antioxidantien, unterstützt deine Leber und sorgt für hormonelle Balance – ohne zu beschweren. Die frischen Kräuter wirken entgiftend, was in dieser hormonaktiven Zeit besonders wohltuend ist.
Berry Bliss Quinoa Porridge (Seite 66)	Die Mischung aus Beeren, Quinoa und Zitronensaft wirkt antioxidativ und blutzuckerstabilisierend. Hilft, den erhöhten Nährstoffbedarf dieser Phase zu decken und unterstützt den Hormonstoffwechsel, sodass Energie und Wohlbefinden konstant bleiben.

REZEPT	WIRKUNG
Apfel-Mandel-Bites (Seite 52)	Die Kombination aus frischem Apfel, Mandelmus und Zimt liefert viele Antioxidantien und natürliche Ballaststoffe, die den Östrogenabbau unterstützen und den Blutzucker stabil halten. Dieser leichte, fruchtige Snack passt perfekt in die energievolle Eisprungphase und sorgt für schnelle Energie, die jetzt gebraucht wird.
Feel Good Crunch Bowl (Seite 86)	Die Kombination aus frischem Gemüse, Kräutern, Quinoa und Limette liefert viele Antioxidantien und sorgt für stabile Energie. Die Nährstoffe unterstützten den Körper dabei, den hohen Östrogenspiegel während der Eisprungphase besser auszugleichen und fördern eine ausgeglichene Stimmung.
Linsensuppe mit Tofu (Seite 96)	Rote Linsen und Tofu liefern gut verdauliches Eiweiß, während Zitrone und Orange den Leberstoffwechsel anregen und beim Abbau von überschüssigem Östrogen helfen. Die leichte, nährstoffreiche Suppe entlastet den Stoffwechsel in dieser Phase und fördert innere Balance.

LUTEALPHASE (UNGEFÄHR TAG 16–28)

In dieser Zyklusphase bereitet sich der Körper auf eine mögliche Einnistung vor: Progesteron steigt an, der Energiebedarf und der Appetit nehmen zu und viele Frauen spüren erste PMS-Symptome, beispielsweise Stimmungsschwankungen, Heißhunger, Verdauungsbeschwerden oder Energietiefs. In dieser Phase benötigt der Körper viele Ballaststoffe, Eiweiß, Magnesium, gesunde Fette und entzündungshemmende Begleiter.

REZEPT	WIRKUNG
Hummus (Seite 40)	lindert mit pflanzlichem Eiweiß, Zink und stabilisierenden Ballaststoffen PMS-Symptome wie Heißhunger, Stimmungsschwankungen oder Blähbauch
Zucchini-Chips mit Avocado-Dill-Dip (Seite 46)	Die gesunden Fetten stabilisieren den Blutzucker und unterstützen bei Stimmungsschwankungen.
Pflanzliches Schoko-Proteinpulver (Seite 50)	liefert Eiweiß, Magnesium und B-Vitamine, um Stimmungsschwankungen, Heißhunger und Energietiefs vorzubeugen. Kombiniert mit sekundären Pflanzenstoffen, die den Blutzucker stabilisieren und das Nervensystem unterstützen.

→

REZEPT	WIRKUNG
Schoko-Crunch-Sandwich mit Beeren und Joghurt (Seite 54)	Die Kombination aus gesunden Fetten, Ballaststoffen und natürlicher Süße hält den Blutzucker stabil, lindert PMS-Symptome und reduziert Heißhunger. Die Sandwiches sind sättigend, nervenstärkend und mit einer Extraportion Kakao unterstützen sie die Serotoninbildung.
Berry Bliss Quinoa Porridge (Seite 66)	Quinoa liefert alle essenziellen Aminosäuren und unterstützt die Serotoninbildung. Die Beeren sind reich an Antioxidantien, die Entzündungen lindern – ein wertvoller Begleiter bei hormonellen Stimmungsschwankungen oder Hautproblemen.
Crunchy Rainbow-Gemüsesalat (Seite 82)	Das enthaltene Gemüse liefert wichtige Mikronährstoffe für den Östrogen- und Progesteronstoffwechsel. Das pflanzliche Eiweiß sättigt und stabilisiert Stimmungsschwankungen.
Baked Bowl mit Süßkartoffeln (Seite 84)	Die ballaststoffreichen Kohlenhydrate, gesunden Fette und entzündungshemmenden Mikronährstoffe regulieren den Heißhunger, stabilisieren den Blutzucker und unterstützen die Hormonbalance.
Kürbis-Kichererbsen-Bällchen (Seite 56)	Die ballaststoffreiche und leicht verdauliche Kombination aus Kichererbsen, Kürbis und Gewürzen unterstützt den Hormonstoffwechsel, beugt Heißhunger vor und stärkt die Nerven.
Gemüse-Nuggets (Seite 58)	Die kleine, proteinreiche Mahlzeit zügelt Heißhunger, hält den Blutzucker stabil und gleicht Stimmungsschwankungen aus. Die Kombination aus ballaststoffreichen Hülsenfrüchten und wärmenden Gewürzen unterstützt den Stoffwechsel und die hormonelle Balance.
Gemüse-Mungbohnen-Dhal mit geröstetem Cashew-Crunch (Seite 100)	Das Dhal liefert komplexe Kohlenhydrate, viel pflanzliches Eiweiß und blutzuckerstabilisierende Ballaststoffe. Die wärmenden Gewürze unterstützen den Stoffwechsel und beugen hormonbedingten Beschwerden vor.
Cremige Mungbohnen-Pilz-Suppe mit Wintergemüse (Seite 104)	Diese Suppe unterstützt mit warmem Gemüse, ballaststoffreichen Mungbohnen und entspannendem Magnesium die Hormonbalance, stabilisiert den Blutzucker und sättigt, ohne zu beschweren.
Gelbe Linsennudeln mit Pilzragout (Seite 116)	Diese Pasta versorgt mit sättigendem Eiweiß, stabilisierenden Ballaststoffen und komplexen Kohlenhydraten – perfekt, um den Blutzuckerspiegel konstant zu halten und emotional wie körperlich auszugleichen.
Grünes Dhal mit Tempeh (Seite 118)	Dieses Dhal unterstützt mit komplexen Kohlenhydraten, pflanzlichem Eiweiß und beruhigenden Gewürzen und ist ideal bei Stimmungsschwankungen, Heißhunger und Wassereinlagerungen.
Buchweizennudel-Pfanne mit Pak Choi und Cashew-Kokos-Soße (Seite 120)	Die Kombination aus hochwertigen Fetten, pflanzlichem Eiweiß und basischen Zutaten ist besonders wohltuend bei Stimmungsschwankungen, erhöhtem Stresslevel oder PMS-Beschwerden. Eine nährstoffreiche Basis, um den Bedarf an Magnesium, Omega-3 und Antioxidantien in dieser Zykluszeit gut zu decken.

→

REZEPT	WIRKUNG
Rahmspinatkartoffeln ohne Sahne (Seite 122)	Das Gericht liefert komplexe Kohlenhydrate und pflanzliches Eiweiß – ideal, um Stimmungsschwankungen, Blutzuckerdips oder Heißhunger vorzubeugen. Die enthaltenen Nährstoffe unterstützen das Nervensystem und fördern ein wohliges Sättigungsgefühl.
Cremiger Kartoffel-Erbsen-Eintopf (Seite 110)	Die Kombination aus komplexen Kohlenhydraten, wärmenden Gewürzen und pflanzlichem Eiweiß trägt dazu bei, den Blutzucker stabil zu halten, das Nervensystem zu unterstützen und Heißhunger vorzubeugen.
Kichererbsen-Spinat-Pfanne mit Curry und Tomaten (Seite 124)	Die proteinreiche, ballaststoffbetonte Mahlzeit mit wärmenden Gewürzen trägt dazu bei, den Blutzucker stabil zu halten und die Stimmung auszugleichen.
Buntes Ofengemüse auf Hummus (Seite 126)	Die Kombination aus Grünkohl, Leinöl und Granatapfel hilft, PMS-Symptomen vorzubeugen und emotionale Schwankungen besser zu regulieren.
Quinoa-Gemüse-Topf (Seite 130)	Das ballaststoffreiche, wärmende Gericht mit komplexen Kohlenhydraten, gesunden Fetten und Eiweiß hilft, den Blutzucker zu stabilisieren, Heißhunger zu reduzieren und die Stimmung auszugleichen.
Chili sin Carne mit Süßkartoffel-Feta-Kruste (Seite 134)	Die Kombination aus komplexen Kohlenhydraten, gesunden Fetten und Protein kann in dieser Zeit stabilisieren, sättigen und emotional sowie körperlich gut versorgen – ohne den Blutzucker aus dem Gleichgewicht zu bringen.
Schoko-Eiweißshake (Seite 142)	Der Shake hilft, den Blutzucker stabil zu halten, den Heißhunger am Nachmittag zu reduzieren und die Hormonbalance mit natürlichen Aminosäuren und gesunden Fetten zu unterstützen – für mehr Ruhe und weniger Stimmungsschwankungen.

ALLE ZYKLUSPHASEN

REZEPT	WIRKUNG
Fermentierte Gemüsebrühe (Seite 36)	Durch die Fermentation wird nicht nur die Nährstoffverfügbarkeit erhöht, auch der Darm erhält gezielte Unterstützung durch natürliche Milchsäurebakterien, welche die Darmflora, die Hormonbalance und das Immunsystem stärken.
Dattelmus (Seite 38)	Eine hormonfreundliche Alternative zu Haushaltszucker, denn das Mus bringt neben natürlicher Süße auch Ballaststoffe, Antioxidantien und Mikronährstoffe wie Kalium, Magnesium und B-Vitamine mit. Das hilft, den Blutzucker stabiler zu halten, Heißhunger zu vermeiden und den Hormonstoffwechsel ganzheitlich zu unterstützen.
Zitronen-Cashew-Bohnencreme (Seite 42)	Statt Sahne aus Milchprodukten liefert diese Basis mit Cashews eine sahnige Lösung – und das frei von tierischen Hormonen. Kuhmilch enthält natürlicherweise Östrogene, Progesteron und Wachstumsfaktoren, die den Hormonhaushalt beeinflussen können. Gerade bei hormonempfindlicher Konstitution kann ein milchfreier Ansatz sinnvoll sein, zum Beispiel bei Hautproblemen oder PMS.

REZEPTVERZEICHNIS

BASICS, SNACKS UND DIPS

FRÜHSTÜCK

SALATE UND BOWLS

SUPPEN UND EINTÖPFE

HAUPTGERICHTE

SMOOTHIES, SHAKES UND SÄFTE

ZUTATENREGISTER

Bibliografische Information der Deutschen Nationalbibliothek
Die Deutsche Nationalbibliothek verzeichnet diese Publikation in der Deutschen Nationalbibliografie. Detaillierte bibliografische Daten sind im Internet über https://dnb.de abrufbar.

Für Fragen und Anregungen
info@m-vg.de

Wichtige Hinweise
Dieses Buch ist für Lernzwecke gedacht. Es stellt keinen Ersatz für eine individuelle medizinische Beratung dar und sollte auch nicht als solcher benutzt werden. Wenn du medizinischen Rat einholen willst, konsultiere bitte einen qualifizierten Arzt. Der Verlag und die Autorin haften für keine nachteiligen Auswirkungen, die in einem direkten oder indirekten Zusammenhang mit den Informationen stehen, die in diesem Buch enthalten sind.

Ausschließlich zum Zweck der besseren Lesbarkeit wurde auf eine genderspezifische Schreibweise sowie eine Mehrfachbezeichnung verzichtet. Alle personenbezogenen Bezeichnungen sind somit geschlechtsneutral zu verstehen.

Originalausgabe
1. Auflage 2026

Türkenstraße 89
80799 München
Tel.: 089 651285-0

Redaktion: Annerose Sieck
Umschlaggestaltung: Karina Braun
Umschlagabbildungen und Abbildungen im Innenteil: Sabrina Sue Daniels
Satz: inpunkt[w]o, Wilnsdorf (www.inpunktwo.de)
Druck: Florjancic Tisk d.o.o., Slowenien
Printed in the EU

ISBN Print 978-3-7423-2944-8
ISBN E-Book (EPUB, Mobi) 978-3-7453-2691-8